养生少女

石韦 著

麻麻家家 绘

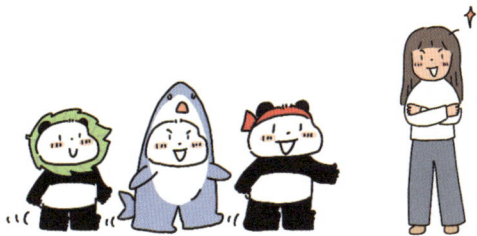

北京科学技术出版社

图书在版编目（CIP）数据

养生少女 / 石韦著；麻麻家家绘. -- 北京 ： 北京

科学技术出版社，2025（2025重印）. --ISBN 978-7-5714-4748-9

Ⅰ．R212-49

中国国家版本馆CIP数据核字第2025VR8920号

策划编辑：代　冉　张江南
责任编辑：代　冉
营销编辑：王　喆　刘宇秋
责任校对：贾　荣
封面设计：Yasu工作室
插图创作：麻麻家家
图文制作：天露霖
责任印制：李　茗
出 版 人：曾庆宇
出版发行：北京科学技术出版社
社　　址：北京西直门南大街16号
邮政编码：100035
电　　话：0086-10-66135495（总编室）　　　0086-10-66113227（发行部）
网　　址：www.bkydw.cn
印　　刷：北京顶佳世纪印刷有限公司
开　　本：889 mm×1194 mm　1/32
字　　数：145千字
印　　张：7.25
版　　次：2025年8月第1版
印　　次：2025年11月第2次印刷
ISBN 978-7-5714-4748-9

定　　价：68.00元

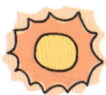

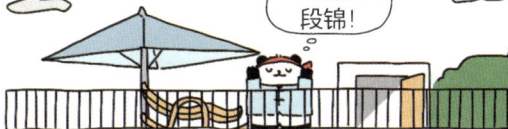

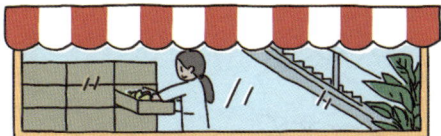

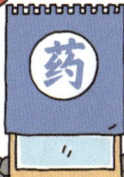

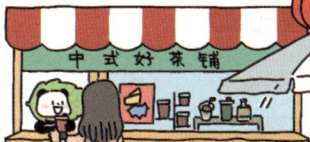

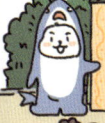

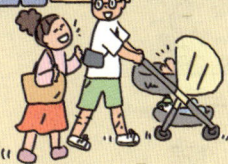

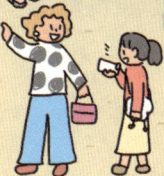

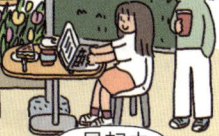

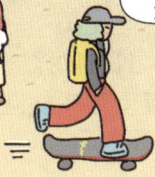

熊猫医馆成员

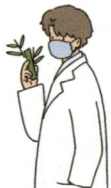

广白
坐馆大夫

据说是一位一到下班时间就消失的神秘 i 人。

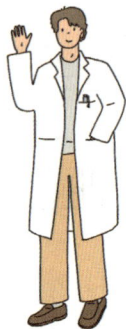

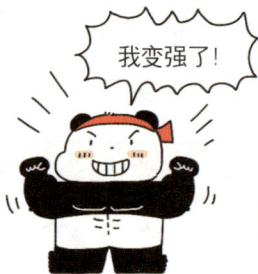

我变强了!

懒懒
熊猫助理

试过 99 种运动减脂方式，目前减脂尚未成功……

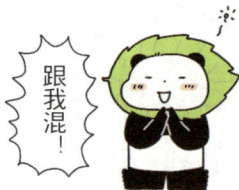

跟我混!

艾美
熊猫助理

最受女孩子欢迎的"美容大王"!

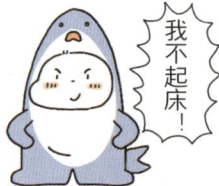

我不起床!

算了
熊猫助理

熊如其名，已经躺平。子非咸鱼，你不知道当咸鱼其实爽翻了!

养生少女

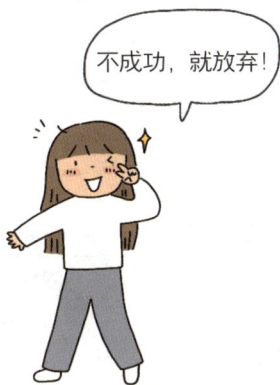

不成功，就放弃！

王枸杞
养生小白

传说中的"脆皮青年"。
立志靠养生变美！变强！变快乐！

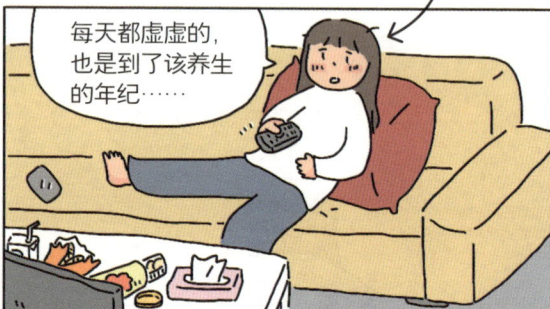

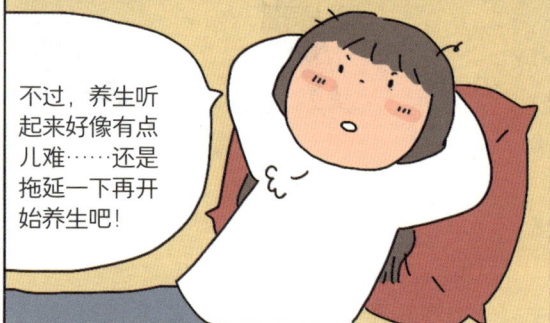

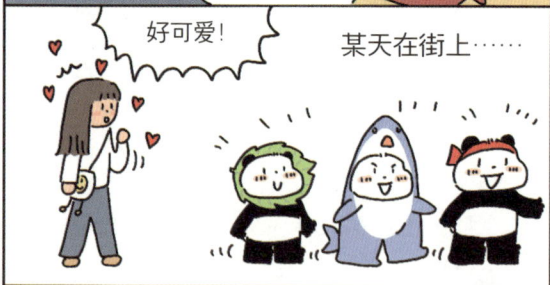

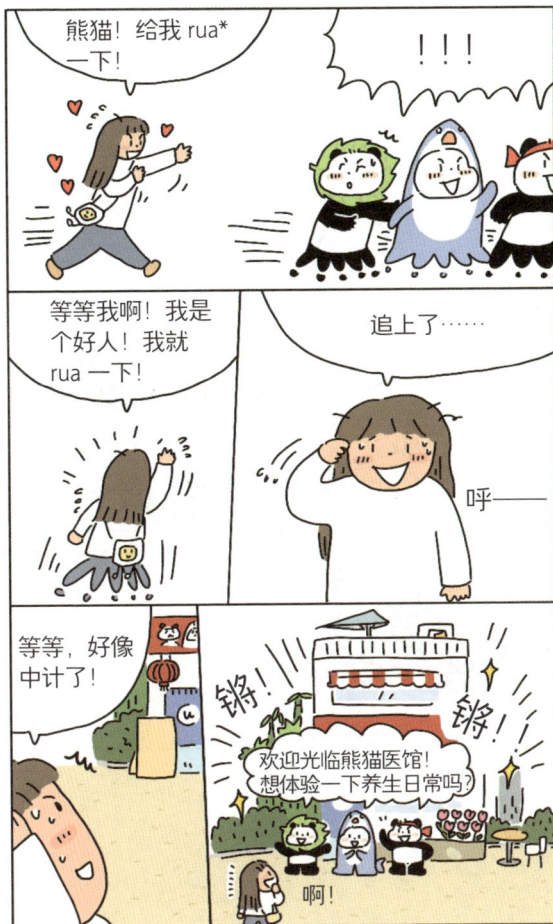

*rua：网络流行词。人拥抱、抚摸毛茸茸的小动物，以此获得满足感。

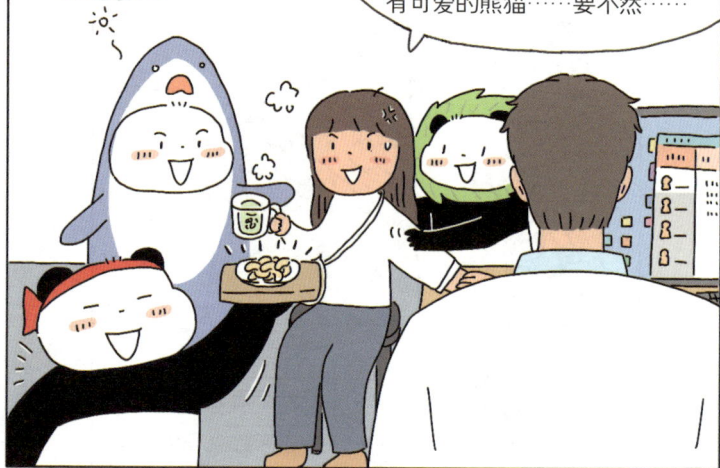

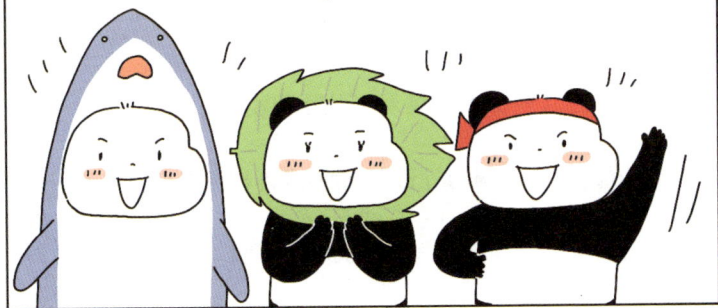

目录

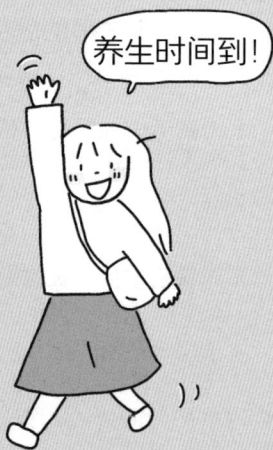

第一章
中医
"黑话"
大揭秘
养生小白
看中医指南

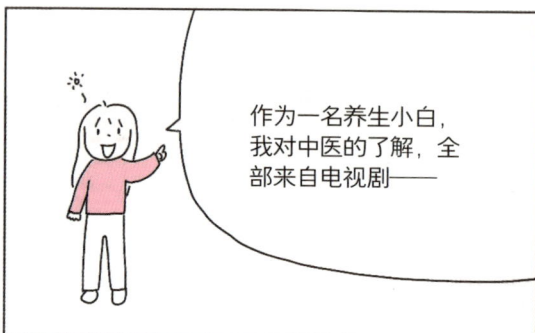

作为一名养生小白，我对中医的了解，全部来自电视剧——

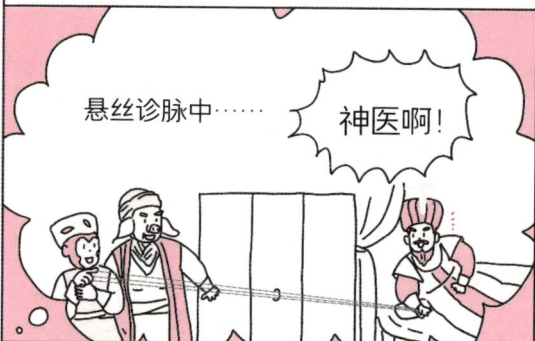

悬丝诊脉中……

神医啊！

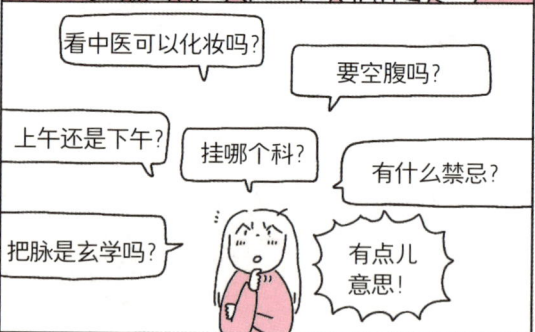

看中医可以化妆吗？

要空腹吗？

上午还是下午？

挂哪个科？

有什么禁忌？

把脉是玄学吗？

有点儿意思！

湿气？ 脾胃？

安神？ 阴虚？

气血？

上火？ 血虚？

等一等！

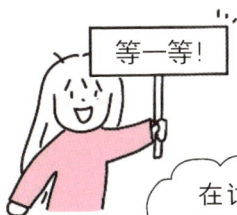

在讨论这些复杂的术语之前，我有一个不成熟的小问题：应该怎么看中医？

原来小白是这样……

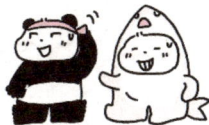

望闻问切
在干吗？

人体警示牌大搜查

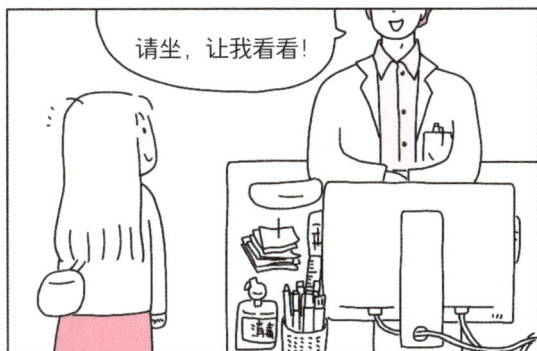

看我态度好不好？

中医要看什么？

看我脾气怎么样？

看我洗没洗脸？

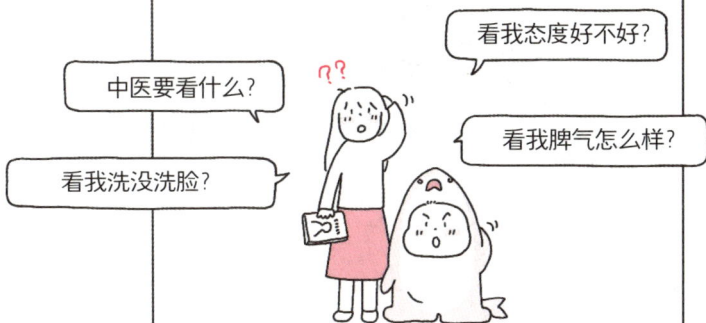

都不是哟！这是中医看诊的第一步——

望 闻 问 切

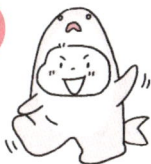

中的"望"。

为什么要望闻问切?
中医的信息收集法

有诸内必形诸外,在中医看来,人身体里面出现的问题,都会在身体表面冒出一个个表征,这就是人体警示牌!

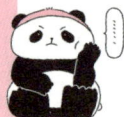

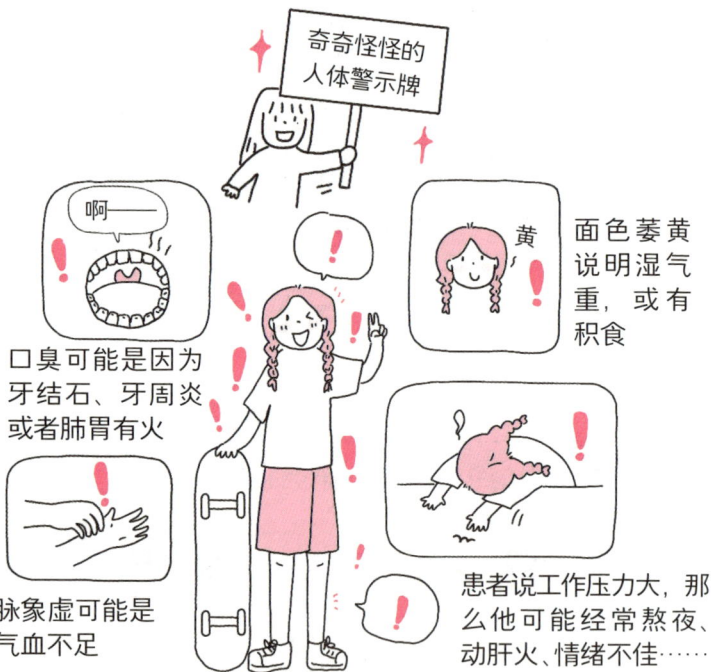

奇奇怪怪的人体警示牌

啊——

口臭可能是因为牙结石、牙周炎或者肺胃有火

黄

面色萎黄说明湿气重,或有积食

脉象虚可能是气血不足

患者说工作压力大,那么他可能经常熬夜、动肝火、情绪不佳……

　　所谓的**望闻问切**,就是中医发现人体警示牌的方式。

中医望什么？

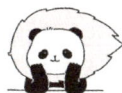 望 = 观察

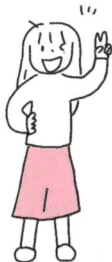

望神

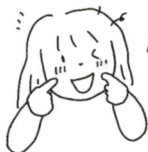 嘻嘻

望面

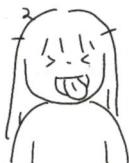

望舌

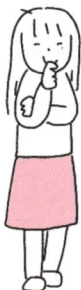

还有一些奇奇怪怪的
关注点，比如指纹、
手掌、肚脐……

望神

什么是『神』呢？

整体的生理功能状态，比如行走坐卧

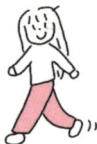

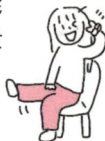

是否神采奕奕

青草的味道

叫我干吗？

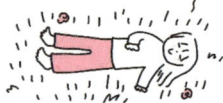

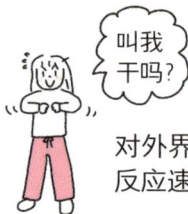

对外界的反应速度

不太好的"神"，被称为"失神""少神"。

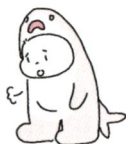

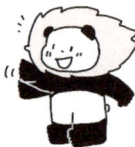

算了！算了！

有人叫我？

1分钟后……

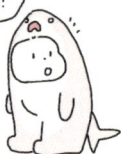

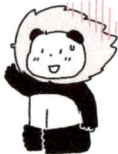

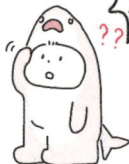

反应超慢！忘性超大！

8

很好的"神"，被称为"得神""有神"。

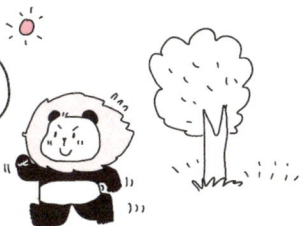

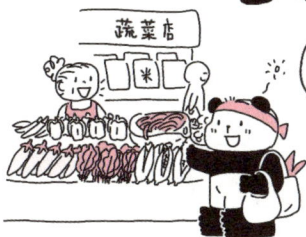

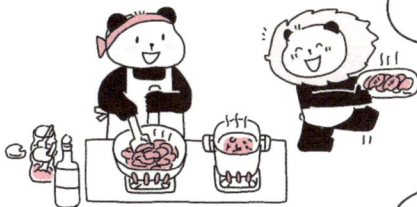

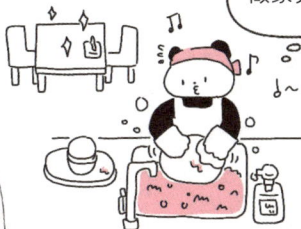

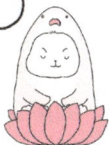

望面

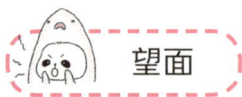

我们面部的颜色，也可以传递很多信息！医书里说**"红黄隐隐，明润含蓄"**，没有明显的色彩外露，就像一片薄纱罩住的颜色，就是中医认为的好面色！

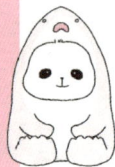

17 岁的枸杞

面色红润、有光泽，肤色均匀、不暗沉，是标准的好面色！

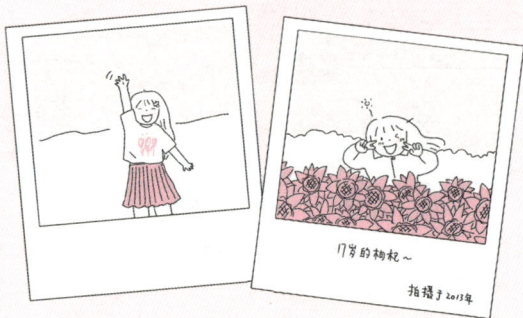

17岁的枸杞~

拍摄于2013年

28 岁的枸杞

"为所欲为"的快乐，千金不换！

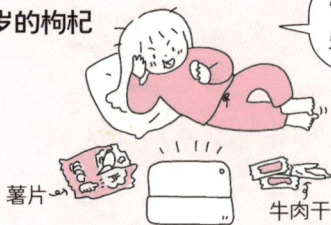

薯片

牛肉干

面色蜡黄，脸上出油，挂着巨大的黑眼圈……

上色卡！

望面色，找问题

属肝，表示有风、有痛、有寒
面色发青

属心，表示有热
面色发红

属脾，表示有湿、有积食
面色发黄

属肾，表示有寒、有痛
面色发黑

属肺，表示气血不足、有塞
面色发白

各种都有点儿，这可怎么办？

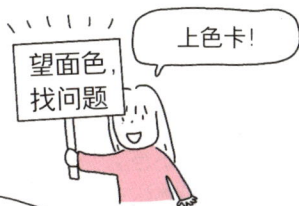

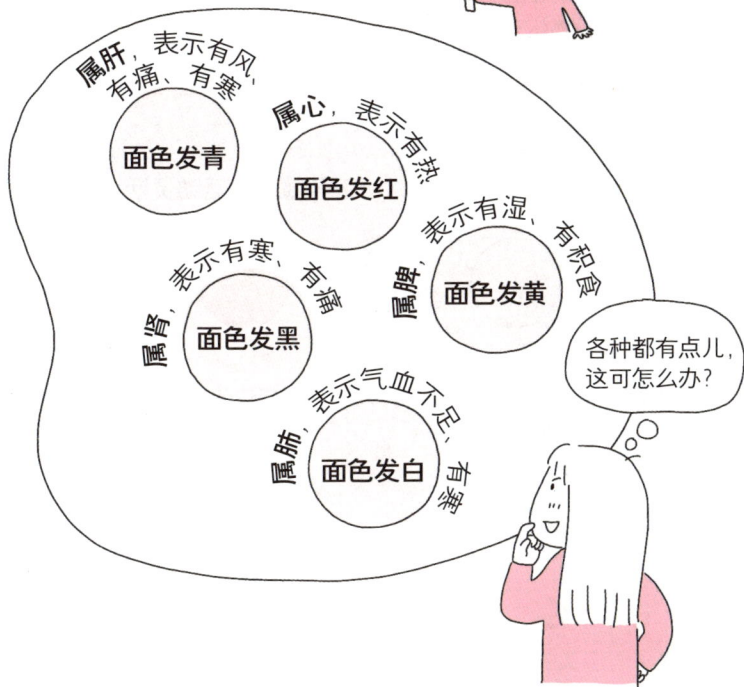

每个人的身体都有小状况，脸上有轻微的偏色是很正常的，不用太担心哟！

哪里不足就补哪里！冲呀！

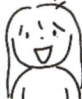

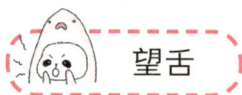 望舌

舌为心之苗，舌头可以反映身体异样的"小苗头"，五脏六腑的问题都有可能体现在舌头上。

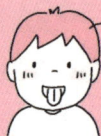

正常的舌头什么样？
大小适中，颜色淡红，舌苔薄淡，活动灵活。

看舌色

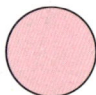
淡红色
正常

淡白色
气血损伤
或虚寒

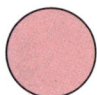
鲜红色
有火

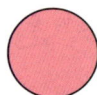
绛红色
有热毒

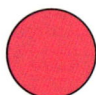
紫青色
有瘀血
或有寒

除了看舌头的"色号"，还要看舌苔。
白主寒　　黄主热
薄正常　　厚痰湿

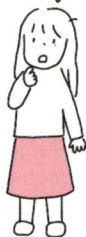
比挑唇膏色号还复杂的事出现了！

这也可以看？
中医奇怪的关注点

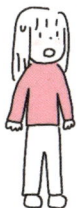

听说，中医还有很多奇怪的望诊技巧……

望指纹
3岁以下幼儿的指纹，可以用于判断病证的寒热、虚实等。

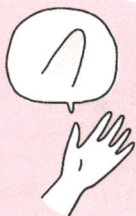

可以顺便帮我看手相吗？

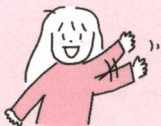

望手掌
手掌的颜色和掌纹能反映出五脏六腑的工作情况。

望肚脐
肚脐是一个穴位——神阙穴，联系着五脏六腑和全身经络。通过看肚脐的形状，也能判断病证。

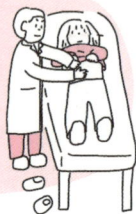

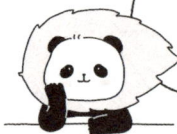
这些都是中医在几千年的实践经验中总结出的小技巧。

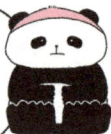
不过，在医生诊病时，患者自己描述的症状（医学上叫"主诉"）更重要，以上这些都是辅助手段。

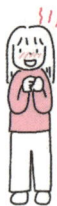
学到了！

中医闻什么？

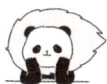 闻 = 通过气味和声音推测

中医能通过我们身上哪些气味和声音来辅助诊断呢？

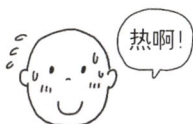

汗液

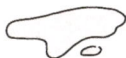

尿液

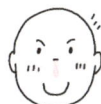

咳嗽声

泪液

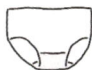

白带

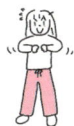

喘息声

人体常见的典型气味有哪些？

肾病晚期的人：有氨味，也就是常说的"烂苹果味"。

老年人：有类似杂草的气味。

肺胃有火、有牙结石或牙周炎的人：有口臭。

看中医须知

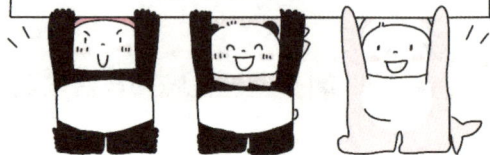

看中医前，喷香水、吃有浓重味道的食物，都可能导致医生"闻"不准确，从而影响诊断。

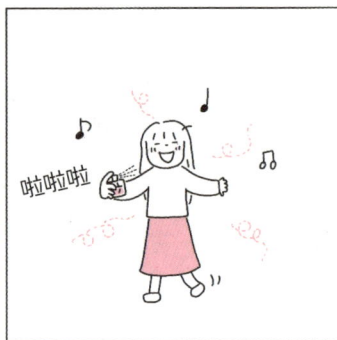

啦啦啦

喷香水

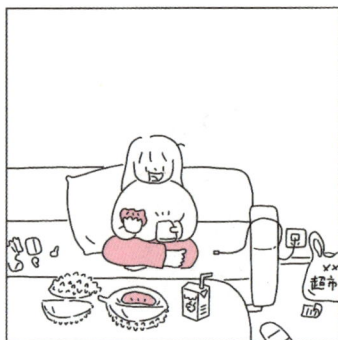

吃榴梿

记住了!

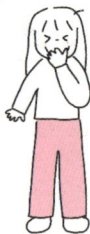

中医问什么?

问诊,是中医收集信息的重要环节,医生对你的了解,大多是从"问"而来。

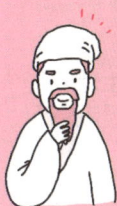

明代医学家张景岳把前辈们的问诊经验总结成了《十问歌》:

一问寒热二问汗,三问头身四问便;
五问饮食六胸腹,七聋八渴俱当辨;
九问旧病十问因,再兼服药参机变;
妇女尤必问经期,迟速闭崩皆可见;
再添片语告儿科,天花麻疹全占验。

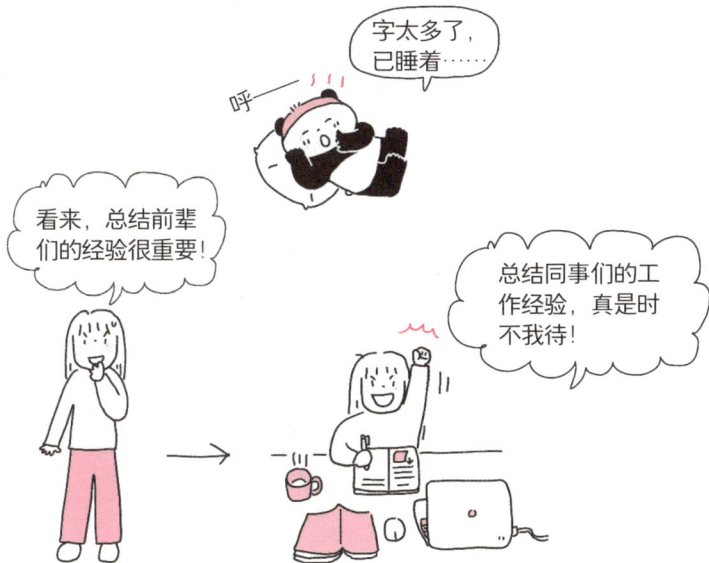

呼——

字太多了,已睡着……

看来,总结前辈们的经验很重要!

总结同事们的工作经验,真是时不我待!

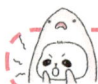

中医有独特的提问技巧

在实际诊疗中，医生不一定会把问诊歌诀中的所有内容都问到，而是会根据患者的情况有针对性地询问，还会有技巧地引导你更准确地描述自己的情况。

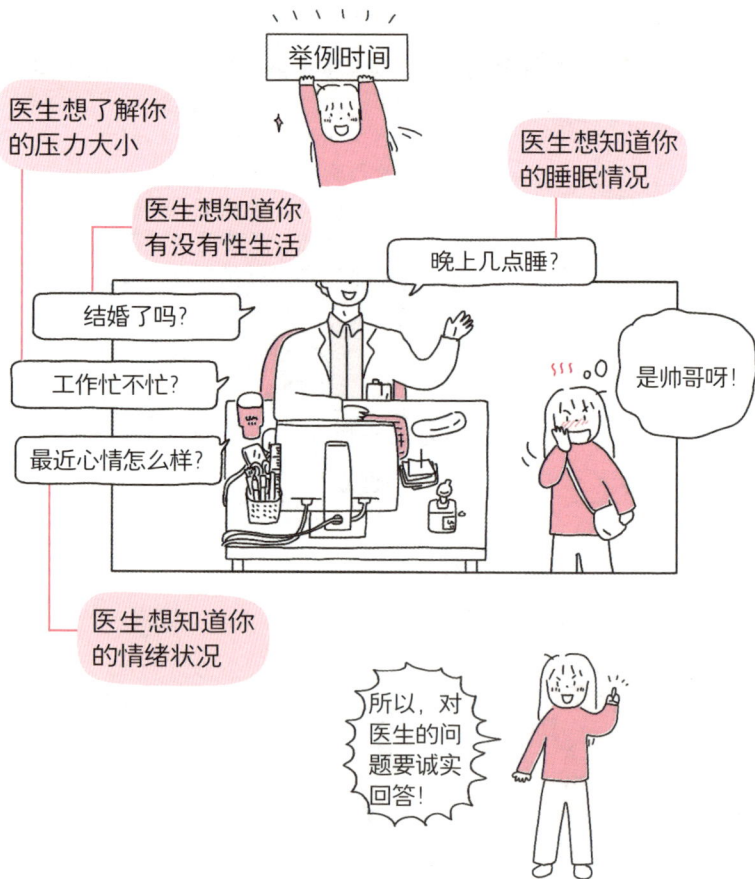

举例时间

医生想了解你的压力大小

医生想知道你有没有性生活

晚上几点睡？

医生想知道你的睡眠情况

结婚了吗？

工作忙不忙？

是帅哥呀！

最近心情怎么样？

医生想知道你的情绪状况

所以，对医生的问题要诚实回答！

中医切什么？

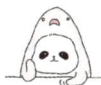 切 = 脉诊

"切"，指的是医生用这三根手指切按患者相应部位的动作，也包括一些腹部触诊。

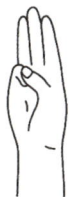

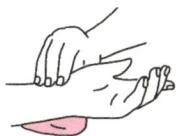

"切脉"，就是医生用这三根手指的"指目*"感知患者的脉象。

患者的脉象，可以传递身体的各种信息。

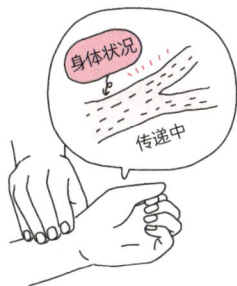

身体状况

传递中

* 指目：指肚与指尖交界处。

在我们的左右手上，都有寸、关、尺三个部位。

寸、关、尺这三个部位的脉象，分别反映着不同脏腑的状态。

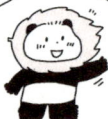

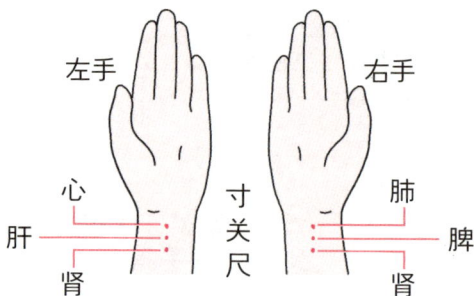

左手　　　　　　　右手

心　　　　寸　　　　肺

肝　　　　关　　　　脾

肾　　　　尺　　　　肾

切脉真的有那么神奇吗？一按脉象，就能知道我吃了什么，心情怎么样？

那些基本都是电视剧的情节啦……

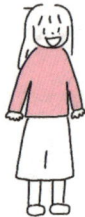

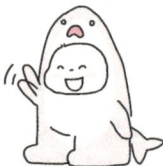

实际上，在望闻问切中，切脉，只是一种收集信息、辅助诊断的手段，临床不可能用切脉获得所有诊断信息。

原来如此！

总的来说，望闻问切可以帮助中医判断患者的身体状况。

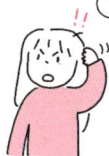

搞明白了！我现在就要去挂号看中医！

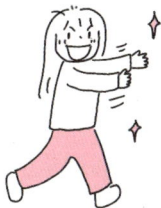

本患者刚刚爬楼跑上来，脉象正在疯狂波动！

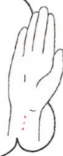

不要激动！脉象波动会影响判断啊！

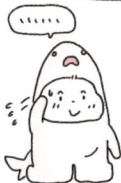

看中医的正确方式

人在情绪急躁、低落、激动等时，或者在吃了桑葚、抹茶口味的食物、榴梿等味道较重或颜色较深的食物时，身体可能会展示出错误的"警示牌"，这会干扰中医的判断。

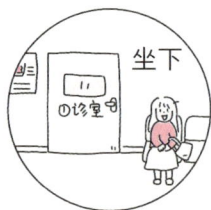

平静

到达医院后，先不要急着进诊室，在外面静坐一会儿，把自己的心率、呼吸都调节到平静状态。

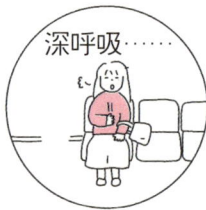

稳定

如果正处于生气、狂喜、激动的状态，要先调整情绪。

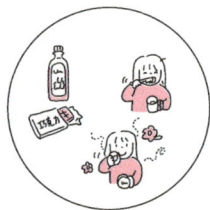

本色

不吃颜色深、味道重的食物，不刷舌苔，不化妆，不喷香水，把自己起床后的本来状态展示给医生。

冷静中——

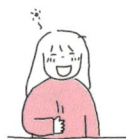

好啦！我可以去看中医了！

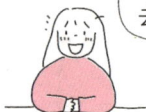

阴阳虚实
五脏气血,
终于听懂了!

送你中医术语翻译机

2

每次看中医，我都一头雾水……中医说的话，我根本听不懂！

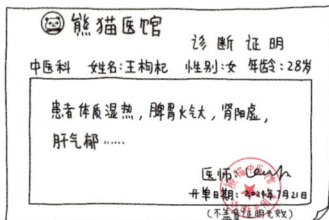

🐼 熊猫医馆

诊断证明

中医科　姓名：王枸杞　性别：女　年龄：28岁

患者体质湿热，脾胃火较大，肾阳虚，肝气郁……

医师：Leorh

开单日期：2023年7月21日

（不盖章证明无效）

阴虚火旺、寒伤脾肾、体质、气血……这些术语，到底是什么意思？

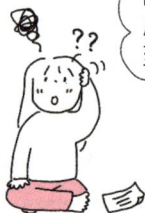

阴阳虚实　正邪寒热
肝心脾肺肾　气血　体质

不要慌！只要懂了这些概念，就可以打开中医的大门了！

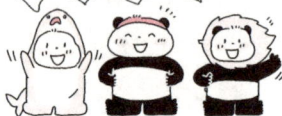

展开讲讲！

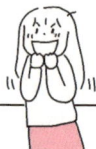

阴阳虚实　正邪寒热

中医书里的"冰与火之歌"

阴阳，是古人认识世界的方法

古人认为，世界上的所有事物都可以一分为二，人身体里的能量也可以一分为二，有阳的一面，也有阴的一面。阴阳大致平衡，也就是"阴平阳秘"，就是最和谐的阴阳状态。

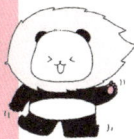

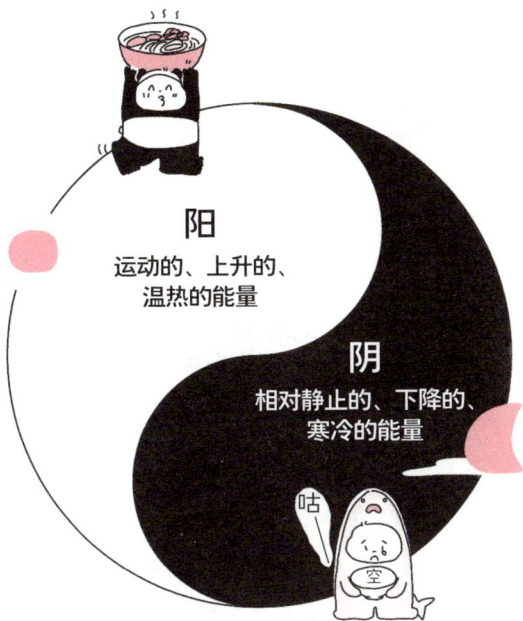

阳
运动的、上升的、温热的能量

阴
相对静止的、下降的、寒冷的能量

咕

空

虚

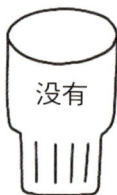

没有

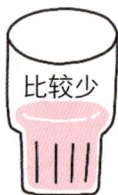

比较少

实

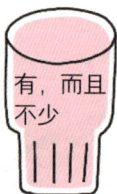

有，而且不少

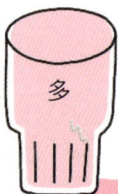

多

所以，"阴虚"就是说阴不足，"阳虚"就是说阳不足，"阴实"就是说阴太多，"阳实"就是说阳太多……

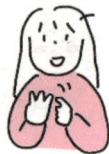

寒气和火气，搞懂了真的很厉害！

又产生了不成熟的小问题……

中医说的"寒气"和"火气"是什么意思？

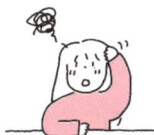

实火

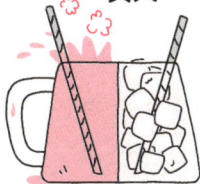

当身体里的阴正常、阳太多，导致体内火气过多，这就是"实火"。

虚火

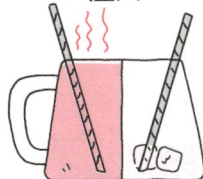

当身体里的阳正常、阴偏少，就会使阳的能量看起来比较多，这就形成了"虚火"。

虚寒

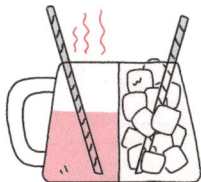

当身体里的阴正常、阳偏少，就会导致体内有寒气，这就叫作"虚寒"。

实寒

掉！

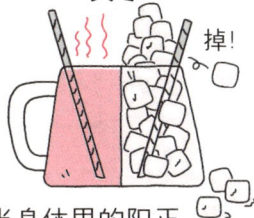

当身体里的阳正常、阴太多，导致体内寒气过多，这就是"实寒"。

正邪寒热，这次终于明白了！

正，也叫正气，是指人体正常的免疫力。
邪，也叫邪气，是指导致人体生病的因素。
寒，实寒、虚寒都是"寒邪"，也可能会引起病证。
热，实火、虚火都是"热邪"，都可能会带来问题。

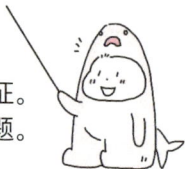

我来研究一下！

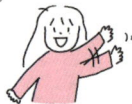

中医常说"**火曰炎上**"，就是说身体里的火经常侵犯人体上部，当阴气无法制衡过量的"热邪"时，就可能导致身体上部长痘、口腔溃疡、眼睛疼、头痛……

人体和自然界的规律是相通的。冬天，家里的暖气会安装在靠下的位置，这样，比较轻的暖空气就会上升。

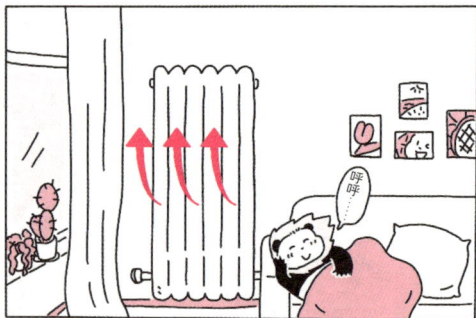

呼呼

口腔溃疡太要熊猫命了……

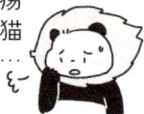

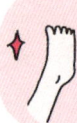

所以，"上火"就是说火多往上走，脚丫子上火的例子可不好找呢！

俗话说"人冷先护腿"，就是因为寒气主要侵犯人体下部，会出现腿脚冰凉、拉肚子等症状。

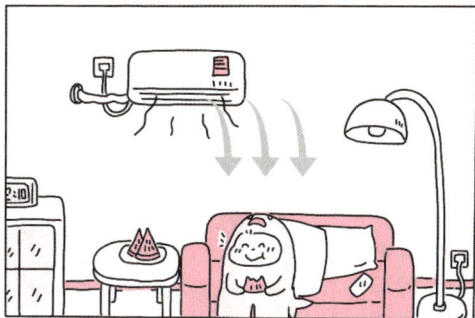

夏天，空调冷风向高处吹，冷空气比较重，会自动下沉。

冬天下半身穿暖和点儿，就可以告别寒冷啦！

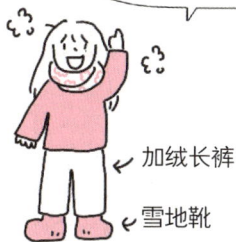

→ 加绒长裤

→ 雪地靴

掌握秘诀了！

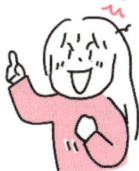

肝心脾肺肾
不是你想的那样

对于"肝心脾肺肾"这几个字，我们有一个大大的误会！

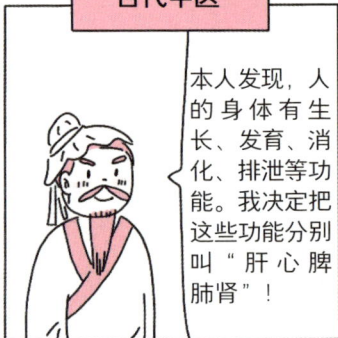

古代中医

本人发现，人的身体有生长、发育、消化、排泄等功能。我决定把这些功能分别叫"肝心脾肺肾"！

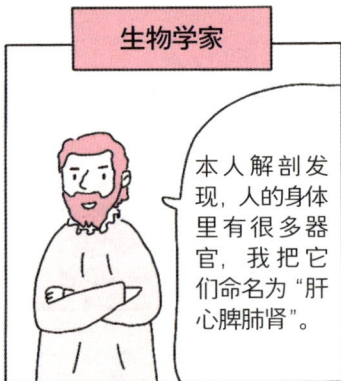

生物学家

本人解剖发现，人的身体里有很多器官，我把它们命名为"肝心脾肺肾"。

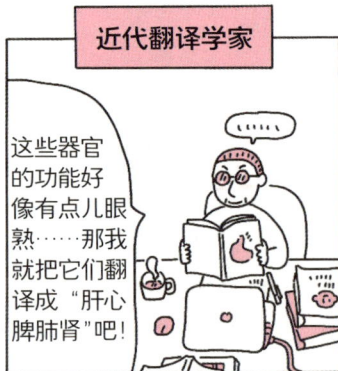

近代翻译学家

这些器官的功能好像有点儿眼熟……那我就把它们翻译成"肝心脾肺肾"吧！

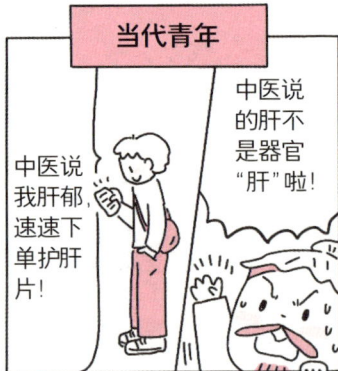

当代青年

中医说我肝郁速速下单护肝片！

中医说的肝不是器官"肝"啦！

总之，虽然中医学和生物学的"肝心脾肺肾"是完全不同的概念，但由于它们的功能有近似之处，很多人还是把中医学的"肝心脾肺肾"和生物学的"肝心脾肺肾"混为一谈。

开始养生的第一步，就是理解这个知识点：中医说的"肝心脾肺肾"，指的不是实体的器官，而是身体功能！

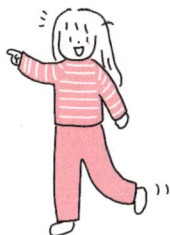

护肝片白买了！

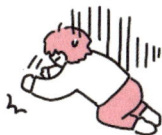

中医说的"肾"，最为重要

中医认为，肾是"一身之根本"，为身体健康托底。对养生人士来说，肾是最需要关照的部分。

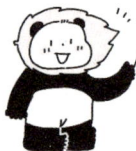

上课时间到！

肾

主管人体的生长、发育、生殖、水液代谢（主要指尿液）、骨骼养护。对养生小白来说，记住"肾脏功能约等于生殖功能"就可以啦！

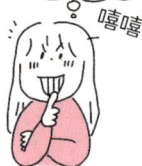

我学学吧！万一学会了呢……

嘻嘻

我的头发为什么这么少？

女性请注意！肾有超能力！

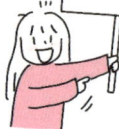

女性青春期前后
肾主导身体的发育，肾健康的女性，头发茂密、发育良好。

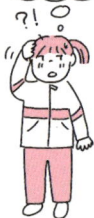

女性成年之后
肾主导身体的"年轻态"，肾健康的女性更不容易早衰，经期会更舒适，怀孕也会更顺利。

医生总会这样诊断："你肾气虚（肾阳虚）啊！"不必担心！大多数人都有一点点"肾虚"。

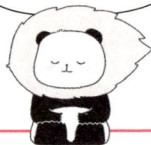

高分男嘉宾长什么样?

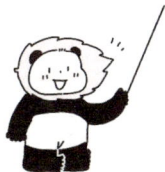

"肾脏功能约等于生殖功能"这条规律,在男性身上也适用。

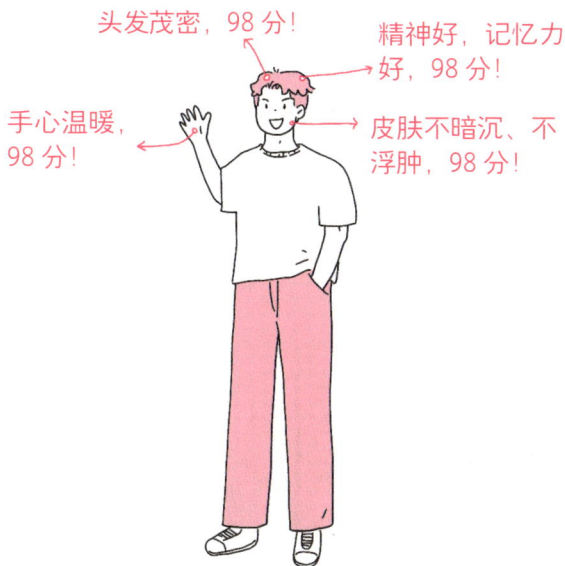

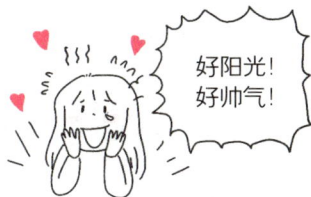

头发茂密,98 分!

精神好,记忆力好,98 分!

手心温暖,98 分!

皮肤不暗沉、不浮肿,98 分!

好阳光!好帅气!

肝心脾肺，各自管什么?

肝

负责调节情绪，协调内分泌和生殖功能，辅助消化。

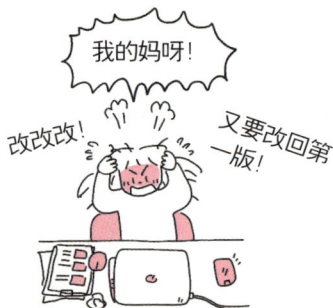

改改改！
我的妈呀！
又要改回第一版！

心

主神明，负责思维活动，调控血液，营养全身。

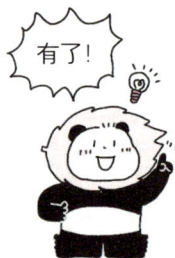

有了！

脾

负责消化，调节免疫力，可防止脏器下垂和血液外溢。

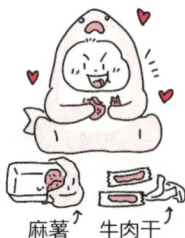

麻薯　牛肉干

肺

主呼吸，协助排泄（主要指大便排泄和皮肤毛孔排泄）。

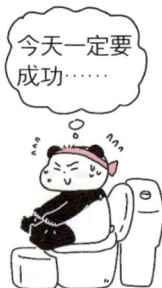

今天一定要成功……

传说中的 "气血"

　　和 "肝心脾肺肾" 同理，中医常说的 "气" 和 "血" 指的也不是我们的呼吸和血液，而是人体功能。具体来说，"气血" 就像身体里的营养循环管理师。

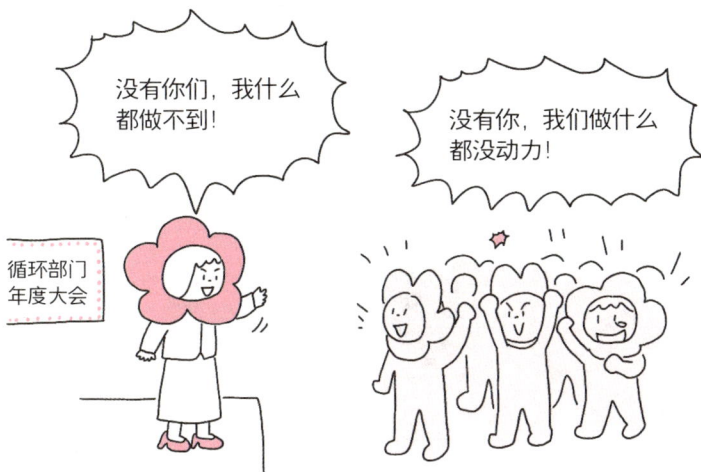

气		血
"气为血之帅"，气是一种无形的力量，可以推动、激发 "血" 在身体里运行，把营养输送给身体各部。	← 濡养 推动 →	"血为气之母"，血在身体里主管营养、滋润，能够润泽身体各个器官。

仿佛已经找到了养生的窍门！

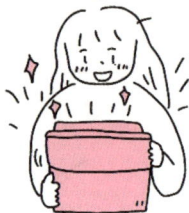

脾阳虚
负责消化、免疫等功能的"阳"的能量不足，导致有"虚寒"。

好像突然就能听懂这些词了……

心气虚
负责思维活动的功能区里，推动"血"的"气"的能量不足，这可能会导致心的思维能力下降，"有心无力"。

懂啦！懂啦！

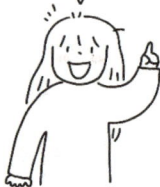

传说中的"体质"

什么是体质呢？

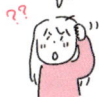

在中医眼中，每个人的身体状况，都是独一无二的！

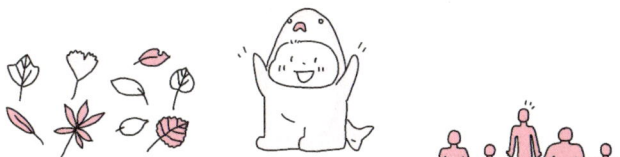

每片叶子都不一样！

每个人的身体状况也都不一样！

又上火了，牙好疼……

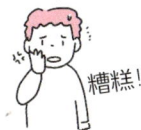

糟糕！

有的人爱上火，适合去火的养生方法。

怎么还是这么冷……

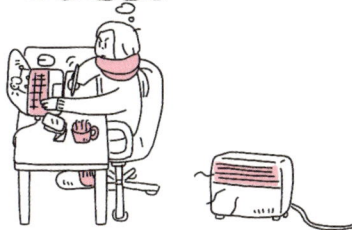

有的人怕冷，适合温里的养生方法。

即便是同一个人，在不同季节、不同年龄、不同地区的身体状况也可能大不相同。

我冬天超怕冷，冰咖啡简直要我的命！

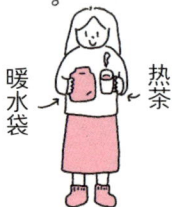

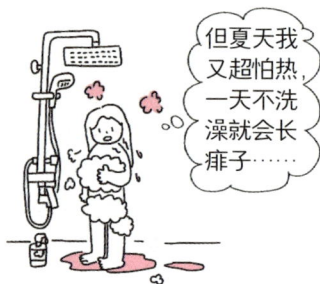

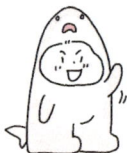

暖水袋

热茶

但夏天我又超怕热，一天不洗澡就会长痱子……

如果要让每个人都拥有一套属于自己的养生方法，可能全世界的中医都不够用。

所以，中医把常见的身体状况分成几大类，这就是传说中的"体质"。

听起来会让养生变简单呢！

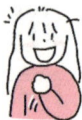

九大体质，中国宝宝的身体类型测试！

平和体质
面色红润，体形适中，睡眠良好，精力充沛。

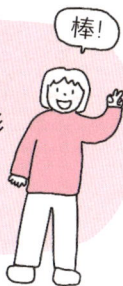

棒！

宝鹃，我的嗓子！

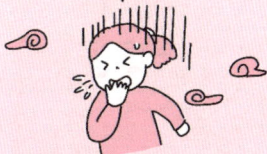

特禀体质
过敏人群，常出现哮喘、咽喉痒等症状。

刚睡醒1分钟，现在又累了……

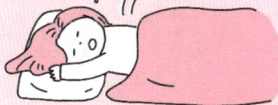

气虚体质
说话声音小，舌边有齿痕，容易疲乏，稍微运动一下就会气喘出汗。

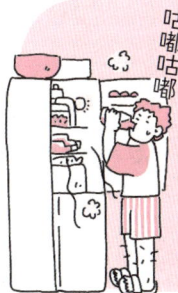

咕嘟咕嘟

阴虚体质
手脚心热，口眼干燥，爱喝冷饮，大便干燥，舌尖红。

阳虚体质
十分怕冷，手脚发凉，爱吃热食，舌色淡。

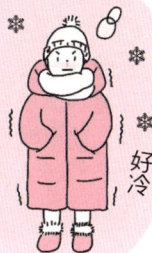

好冷

血瘀体质
唇色偏暗，皮肤粗糙晦暗，小痘痘也容易留下色沉，舌下静脉发紫。

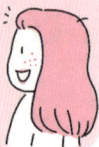

痰湿体质
肚子肉多，脸上爱出油，多汗多痰，爱吃油炸食品和甜食。

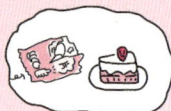

妆还没化完，已经出油了。

湿热体质
脸上爱出油，容易长痘，舌红，口中有异味，大便黏滞。

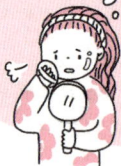

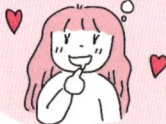

气郁体质
容易紧张焦虑，情感脆弱，常常烦闷。

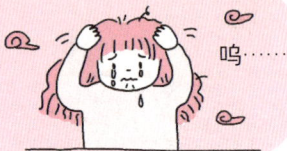

呜……

在同一个人身上，很可能同时出现多种体质的症状。养生时，要以当前最明显的体质为准。如果无法判断，可以请专业的医生来帮助你哟。

那……我的主要体质是湿热，兼有气郁、阴虚……

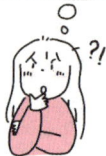

终于能看懂中医的诊断单了!

体质湿热,难怪我是大油头,还容易长痘!

脾胃火气大,可能是脾胃火气太盛或者阴气不足,总之就是有火气……

肾阳虚,这个应该问题不大!

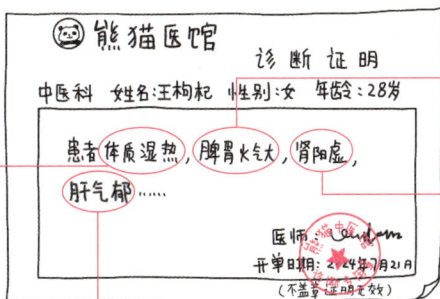

😊 熊猫医馆

诊断证明

中医科 姓名:王枸杞 性别:女 年龄:28岁

患者体质湿热,脾胃火气大,肾阳虚,
肝气郁……

医师:
开单日期:2024年7月21日
(不盖章证明无效)

肝气郁的话……大概是被工作折磨的吧?这算工伤!

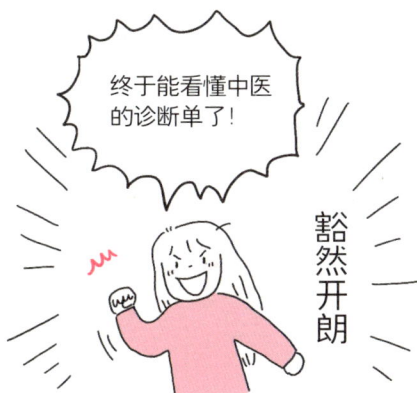

终于能看懂中医的诊断单了!

豁然开朗

41

我要成为活力女孩！

中医眼里的健康，是什么样的状态呢？

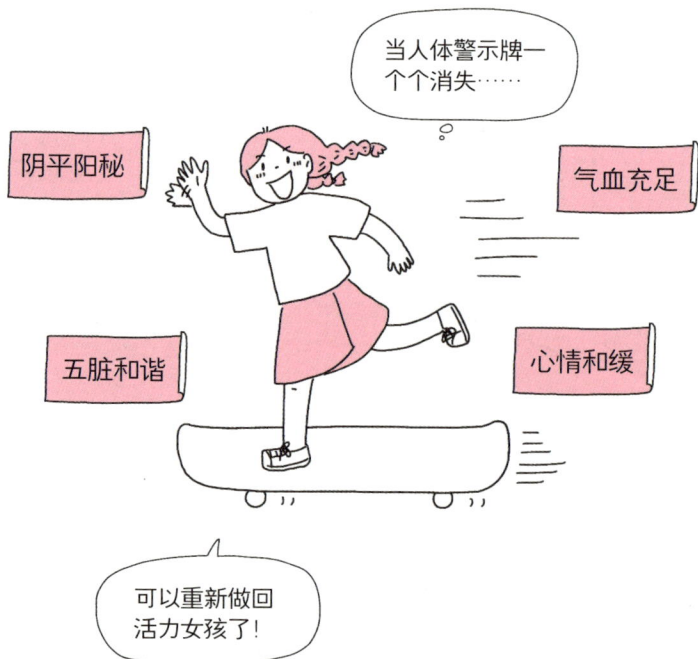

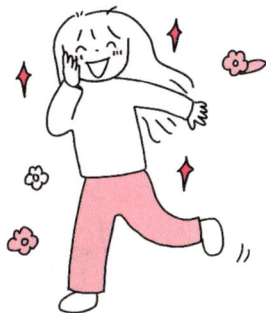

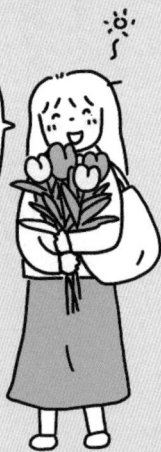

第二章

"化"漂亮
不如
"养"漂亮

拥有气血旺盛的美

漂亮的女性，身上往往有很多共通点

当身体健康平和，就会出现这些特点。

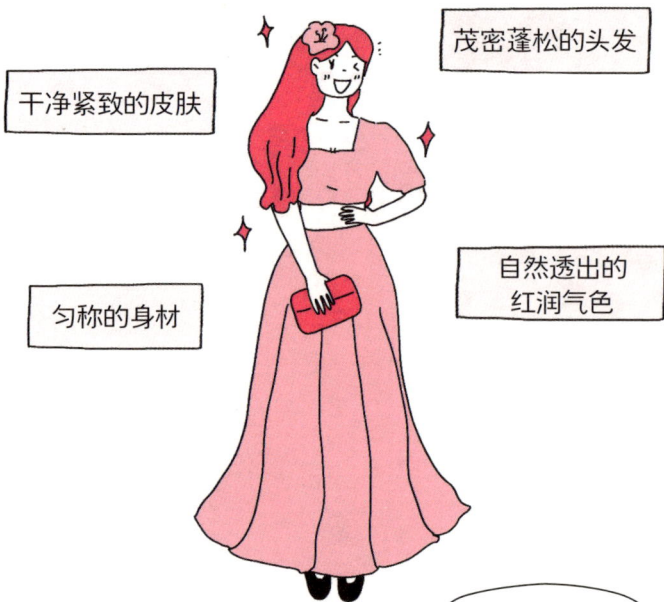

茂密蓬松的头发

干净紧致的皮肤

自然透出的红润气色

匀称的身材

看来，"漂亮"是健康的附加福利！

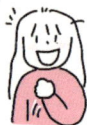

反过来说，如果某个部位状态欠佳，就说明对应的身体功能可能出了问题。不要掉以轻心，这不只是变漂亮路上的小问题，和健康也大有关系哟！

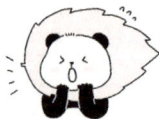

"脆皮青年"的问题手册

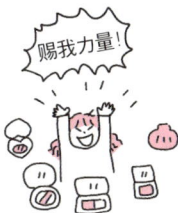
一点儿血色都没有
全靠腮红维持气色

赐我力量！

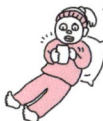
抗老精华五折！下单！
貌似是早衰体质
早早长皱纹，皮肤松弛

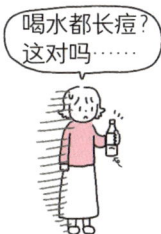
喝水都长痘？这对吗……
长痘星人
每天都在长新痘痘

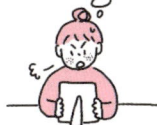
祛斑只能靠玄学了！
长斑星人
除了雀斑、晒斑，还有黄褐斑

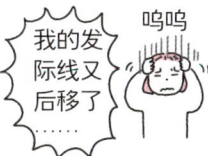
秃头少女
头发都要离开朕了
我的发际线又后移了……
呜呜

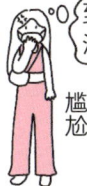
到底有没有……
尴尬
口臭青年
每天都怀疑自己有口臭

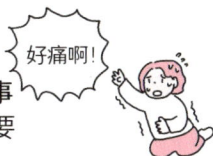
好痛啊！
月经不懂事
痛经痛到要叫救护车

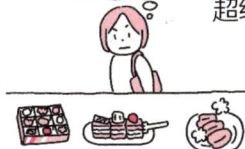
我一顿就能全吃光……
体脂率不懂事
食欲特别好，超级容易胖

47

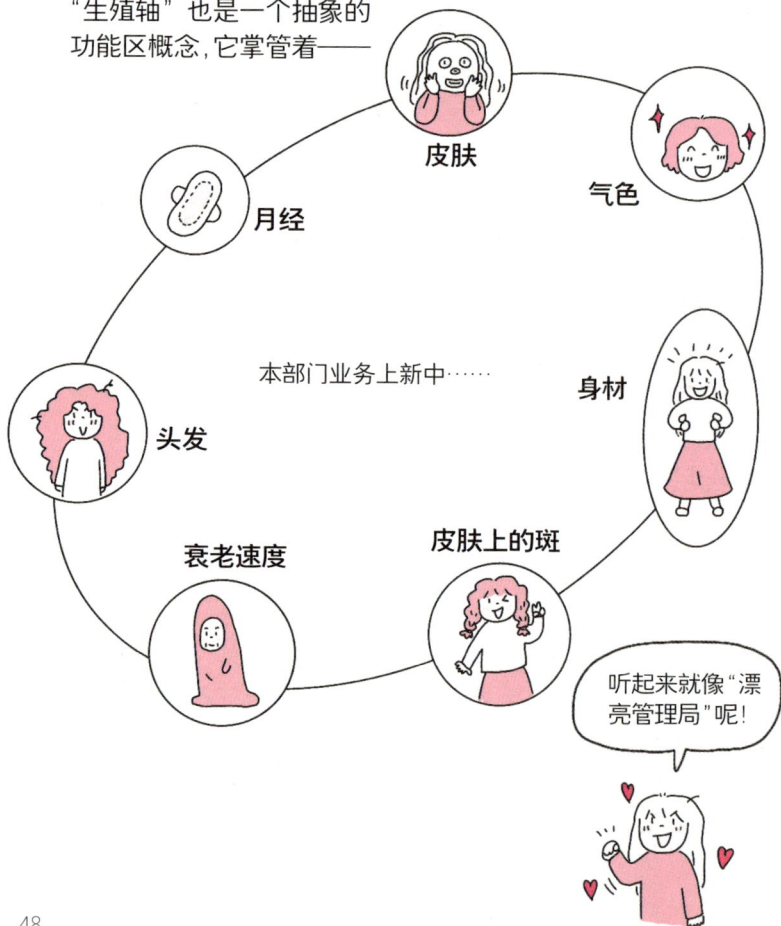

女性生殖轴
正在为您服务

和五脏的概念一样，"生殖轴"也是一个抽象的功能区概念，它掌管着——

皮肤

气色

月经

身材

本部门业务上新中……

头发

衰老速度

皮肤上的斑

听起来就像"漂亮管理局"呢！

"漂亮管理局"，谁说了算？

和肝心脾肺肾这些先天存在的"部门"不同，生殖轴不是一开始就存在于身体里的。

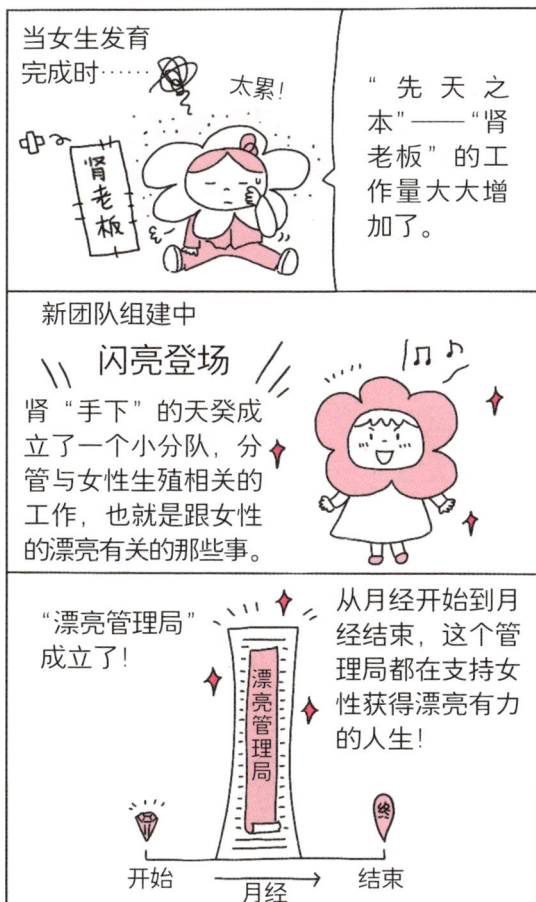

当女生发育完成时……

太累!

肾老板

"先天之本"——"肾老板"的工作量大大增加了。

新团队组建中

闪亮登场

肾"手下"的天癸成立了一个小分队，分管与女性生殖相关的工作，也就是跟女性的漂亮有关的那些事。

"漂亮管理局"成立了!

漂亮管理局

从月经开始到月经结束，这个管理局都在支持女性获得漂亮有力的人生!

开始 ← 月经 → 结束

听起来有点儿复杂？不要紧！这样理解就好："漂亮管理局"几乎等于肾，肾就是女性漂亮相关事务的"大老板"。

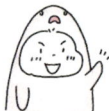

"漂亮管理局"管理着女性身体的很多方面：皮肤、气色、月经、身材、生育、衰老速度……

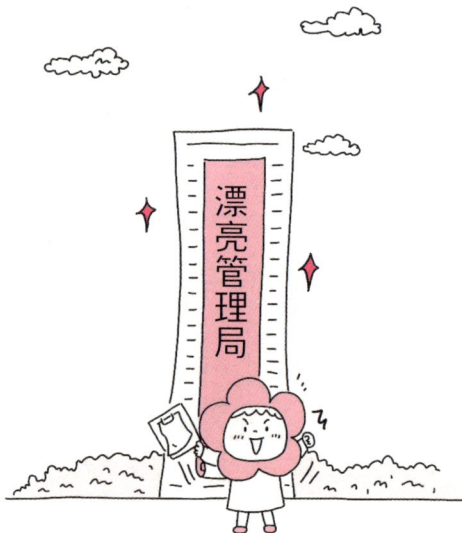

漂亮管理局

打工中……

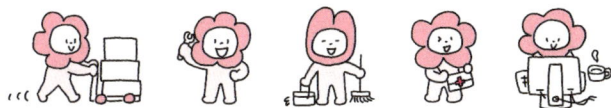

如果"漂亮管理局"的职员们工作并然有序，幸运的女性就会拥有一种月经规律、气血旺盛的美，甚至可能比同龄人老得慢！

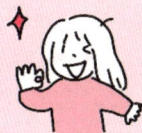

如果"漂亮管理局"的职员们有的生病不能上班，有的工作缺乏材料，或者部门之间沟通不畅，就可能会有这些困扰：脱发、长斑、长痘、痛经，甚至早衰……

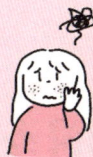

1

腮红高光拌饭，
不如气血好看！

好气血养成大法

买了很多新腮红，今天要打造一个好气色妆容！

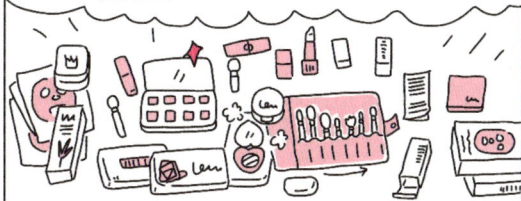

但是素颜的时候气色就这样……

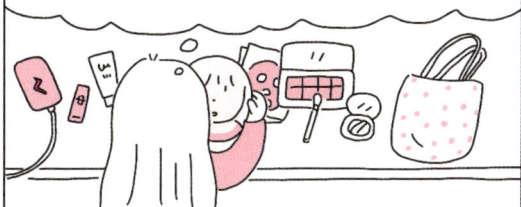

气血专员摆烂中

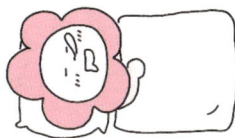

呼呼……

周二

呜呜……

快起来上班啊……

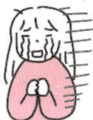

气血为什么会摆烂?

回忆时间到!"气"和
"血"到底是指什么呢?

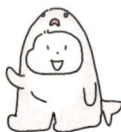

"血"是身体里的营养物质;"气"是输送营
养物质的快递员。所以,"气血"的运行机制,
就像快递员带着营养物质,输送到身体各部
门,帮助大家高效协作。

气血顺畅

如果气血顺畅,快递员们就
能带去丰富的能量,还能快
速送达。

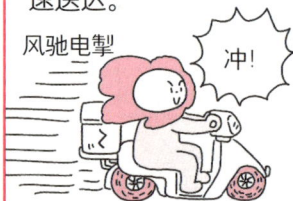

风驰电掣

冲!

这种状况可以给皮肤带来红
润血色,使人感觉充满活力。

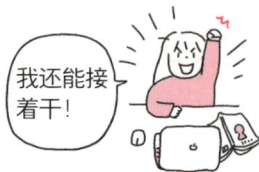

我还能接
着干!

气血不足

如果气血不足,快递员们就
会面临各种难题:营养缺货、
路途拥塞、"小电驴"没电、
路况差……

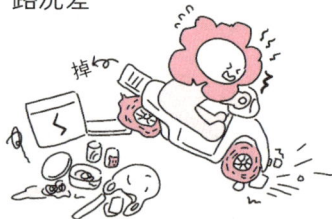

掉

这种状况
会让身体
各部门运
行乏力。

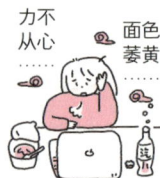

力不
从心
……

面色
萎黄

破案！气血虚的原因竟是……

对年轻女性来说，气血虚的主要原因在这里！

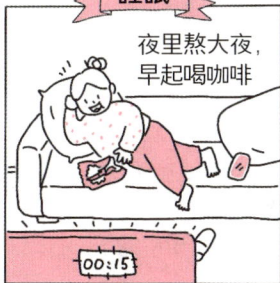

睡眠

夜里熬大夜，
早起喝咖啡

`00:15`

睡眠不足，暗耗气血，这是损伤气血的头号"犯罪嫌疑人"！

建议

每天的睡眠时间最好为 7~9 个小时，如果能在晚上 11 点以前入睡，那就更好了！

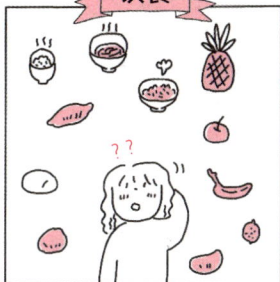

饮食

??

饮食结构不佳、过度减脂、食物种类单一，都会导致营养不良，这也会让气血不足。

建议

《黄帝内经》中就有适合中国女性的膳食结构，请翻到本书第175 页，照着买菜吃吧！

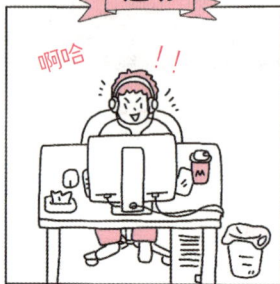

运动

长期不运动，会影响气血流动，导致气血供给不足。

建议

不擅长高强度运动的女生可以试试八段锦、健步走、慢跑、骑行、打球……这些都是很棒的运动。

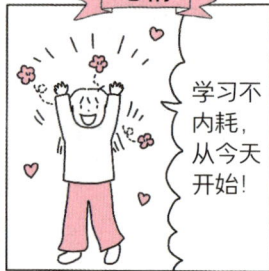

心情

心情抑郁，劳心费神，会使气血生化困难。

建议

做一个情绪稳定、不内耗的人，当然不是一件简单的事。可以试试听音乐、看电影、爬山……找到适合自己的解压方式。

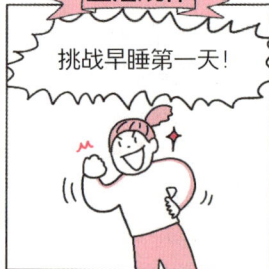

生活规律

今晚早睡，明晚熬夜；今天空腹8 小时，明天吃下一头牛……虽然"随心所欲"很快乐，但大多数人的身体会被不良生活习惯搞得气血逆乱。

建议

《黄帝内经》中说"食饮有节，起居有常，不妄作劳"，如果我们能做到按时吃饭睡觉，养成较为固定的生活习惯，就能成为百岁少女！

看来只吃生菜沙拉、只睡 7 小时也是不健康的……

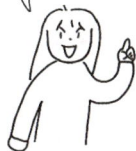

我今晚就吃红油火锅，明天睡到中午再起!

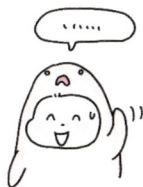

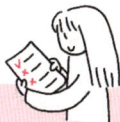

找一找自己气血不足的原因，调整 1 个月，然后来验收一下成果吧!

今日份的气血水平记录表

对照自己的状态，符合的在方框内打"√"。

皮肤有光泽感，充满弹性 ☐

苹果肌附近有淡淡的血色 ☐

皮肤有通透感，没有不透气、不透色的感觉 ☐

面部肤色均匀，没有局部发青、发灰、发黑、发黄或暗淡的现象 ☐

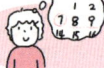

月经量正常，周期规律 ☐

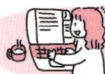

注意力集中，精神饱满 ☐

运动时不会一跑跳就气喘吁吁 ☐

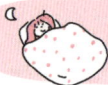

睡眠质量好，没有失眠、心慌的症状 ☐

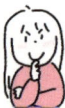

没有几项符合的。

那就调适一下生活习惯，1个月后再来测。

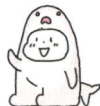

2

长痘星人的
阴阳平衡方案

小小痘痘，轻松消灭

在参加重要会议前，比做不完 PPT 更令人绝望的是……

天！又长痘了！

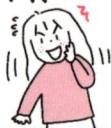

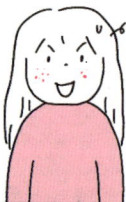

小心挤掉，大概率会留疤；努力遮住，它依旧在那里，还会越长越大……

&#@……

&#@！/%#

开会中……

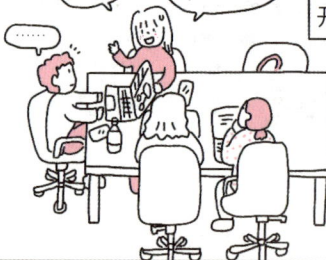

而且，总觉得别人在看我的痘痘！

长痘真的会影响我的心理健康！

呜呜呜

关于长痘这件事

作为一个"资深痘妹",我真的很想知道,为什么长痘的总是我?我看过很多文章,也向很多人请教过……

皮肤科医生

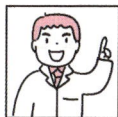

这只是因为油脂分泌旺盛,堵塞了毛孔,注意清洁就好!

可是我洗脸很认真,也在用控油产品,真的没有堵塞毛孔。

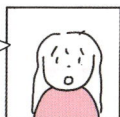

医美机构顾问

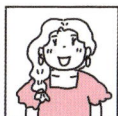

你的皮肤"外油内干",需要多多补水!我给你推荐几款面膜……

我查了论文,说常敷面膜会使致痘的痤疮丙酸杆菌过度繁殖,还会使皮肤屏障受损,更容易长痘。

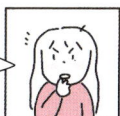

最好的小姨

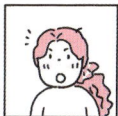

你还在青春期呢,这是青春痘。等你长大就好了!

小姨是不是太护短了?四舍五入,我太姥也在青春期了!

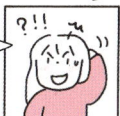

年龄奔三……

?!!

问了一圈,还是不知道痘痘到底从何而来,又要怎么送走……

其实，长痘就是因为上火！

在妈妈眼里，我永远在上火。"上火"这个词出现的频率，高到让人以为是伪科学。

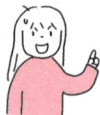

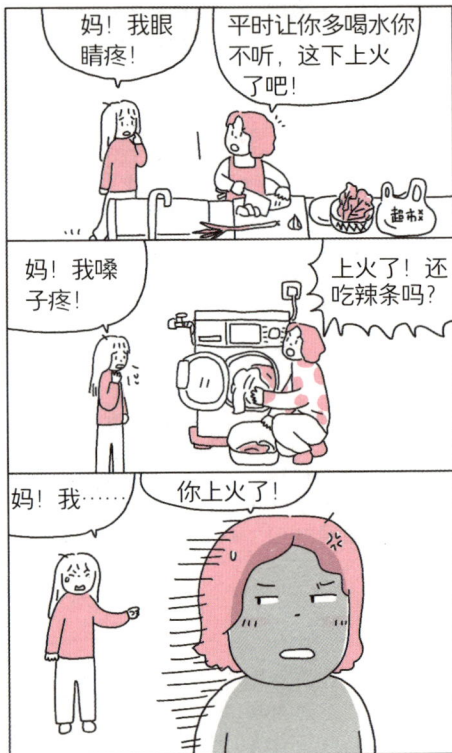

妈！我眼睛疼！

平时让你多喝水你不听，这下上火了吧！

妈！我嗓子疼！

上火了！还吃辣条吗？

妈！我……

你上火了！

妈妈其实没有说错。中医认为"无热不起痘"，长痘痘是因为身体里有火。

上火症状集合中

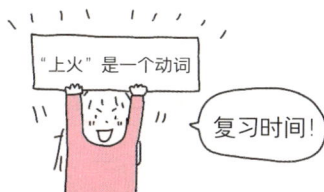

"上火"是一个动词

复习时间!

火苗往上飘，热气向上走，这个物理规律也存在于我们的身体里，这就是中医说的"**火曰炎上**"，意思是说，身体里一旦有火，火气带来的病证往往会向人体的上部走，这就是"上火"。

上火症状集合

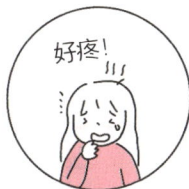

好疼!

口腔溃疡

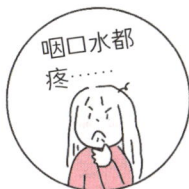

咽口水都疼……

喉咙疼

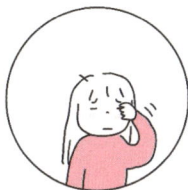

眼睛酸痛

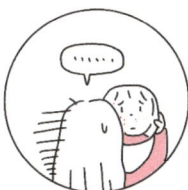

长痘

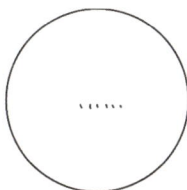

还有很多

痘痘的样子，说明了火气的状况

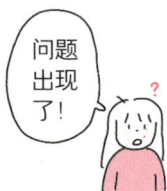

问题出现了！

说到上火，我们就会联想到麻辣火锅、不喝水、熬大夜……但是，有的人饮食清淡、喜欢喝水、早睡早起，也总长痘。这又是为什么呢？

还记得"阴阳""虚实"这两组中医术语吗？在身体里，阴和阳是平衡制约的关系，当阳比阴多，就很可能会上火。

阳比阴多的情况

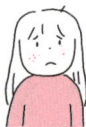

情况 1

实火：阴正常，阳太多
一般实火带来的问题相对比较严重、紧急，痘痘也许会以肉眼可见的速度冒出来。
痘痘的样子：比较大、易出脓、比较疼。

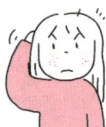

情况 2

虚火：阳正常，阴太少
虚火带来的问题相对比较缓和，但比较持久，痘痘往往会偶尔冒出来。
痘痘的样子：比较小、不太红、不太疼。

让自己上火长痘的原因

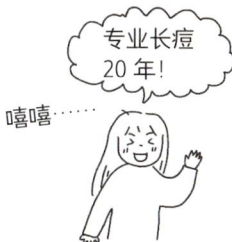

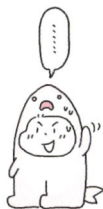

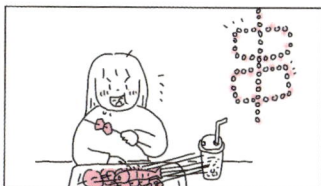

专业长痘 20 年!

嘻嘻……

上火原因 1

吃得过于辛辣油腻，脾胃无法负担，导致脾胃湿热，带来实火。

上火原因 2

内分泌失调，持续长小痘，肝肾中的阴不足，产生虚火。

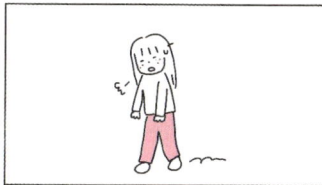

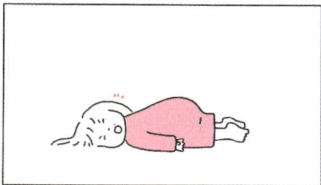

上火原因 3

月经前的几天也容易长痘，这一时期的肝肾阴不足，会引起虚火。

上火原因 4

勇者熬大夜，熬完就长痘。熬夜导致心肺没有足够的时间得到滋养，从而引发虚火。

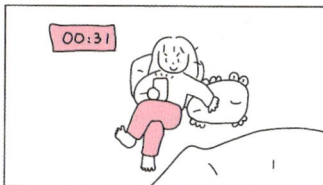

00:31

养生少女的灭痘降火方法论

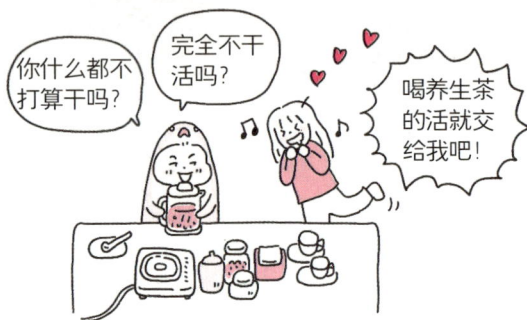

你什么都不打算干吗?

完全不干活吗?

喝养生茶的活就交给我吧!

吃辣痘:**清火荷叶茶**

脾胃湿热的人要给自己清火,以维持身体能量的平衡,最好配合一些运动。

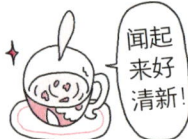

闻起来好清新!

做法:干荷叶掰成小块,泡茶喝。

内分泌痘:**麦冬菊花饮**

调和肝肾,可以喝这款茶饮。平时多去约会、逛公园、撸猫猫,调节心情!

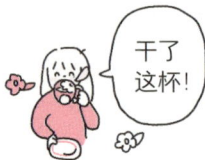

干了这杯!

做法:野菊花9朵、麦冬6g,煮30分钟,喝完就出门玩!

经前痘：百合玫瑰饮

这是经前痘专属的补阴茶，肾阴不足时要及时补上！

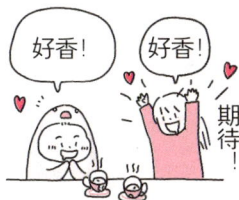

好香！

好香！

期待！

做法：干百合 15 g、干玫瑰 10 g，煮 30 分钟，开喝！

熬夜痘：麦冬莲子饮

这是经典的滋阴茶，心阴不足的时候，就要努力让阴提高！

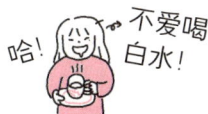

哈！

不爱喝白水！

做法：麦冬 10 g、莲子 15 g，先泡 30 分钟，再煮 30 分钟，就可以喝了。

如果我去摆摊卖养生茶……

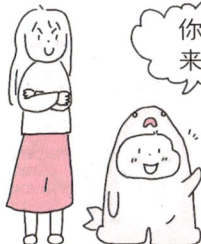

你起不来的！

请注意，反复发作的痘痘有可能是顽固性痤疮，需要去看医生，做进一步的诊断治疗。

3

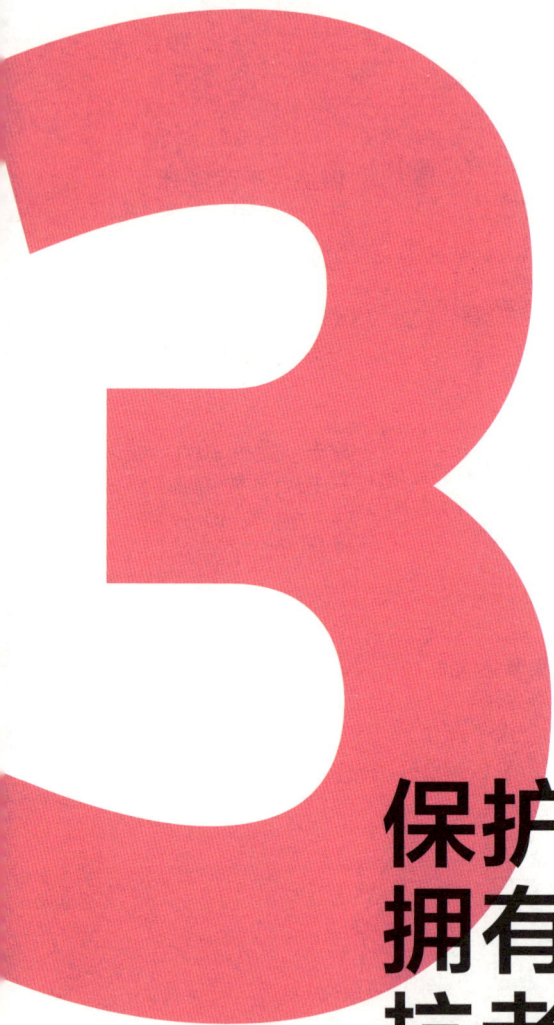

保护肝肾，拥有人体抗老精华

立志成为百岁少女

关于抗老，我看过无数耸人听闻的广告标题……

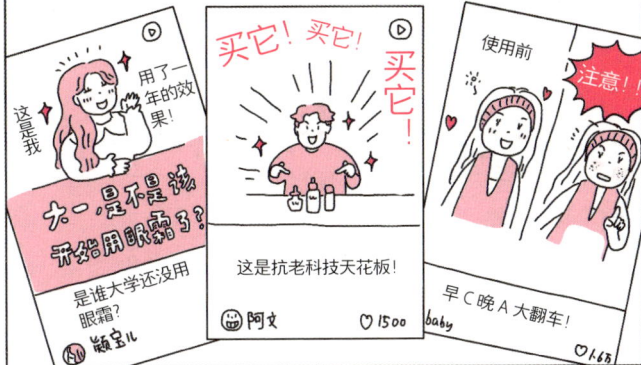

我们可以自然优雅地老去！

但是，

衰老来得比同龄人早，真的无法接受！

为什么人和人的衰老速度不一样呢？关于抗老，中医有何指教？

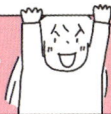

那么……

"以七为数"的女性生命历程

在中医眼中，人并不是匀速成长的。"女子以七为数"，意思就是说，大约每隔七年，女性的身体就会步入一个新阶段。

各项体征发育完成，这个时期可能会长出第三磨牙（智齿）

21 岁左右

棒！

进入青春期，月经来潮，"漂亮管理局"成立。

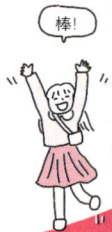

14 岁左右

换牙、生发时期。

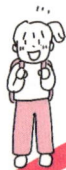

7 岁左右

0 岁

三七，肾气平均，故真牙生而长极。

二七而天癸至，任脉通，太冲脉盛，月事以时下，故有子。

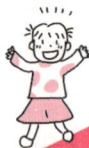

女子七岁，肾气盛，齿更发长。

还是小宝宝。

绝经可能出现在这个阶段。绝经后，生殖轴消失，"漂亮管理局"关闭。

49 岁左右

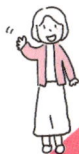

衰老加速期。

42 岁左右

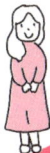

身体开始进入衰老进程。

35 岁左右

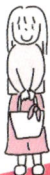

身体功能巅峰期。

28 岁左右

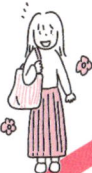

七七，任脉虚，太冲脉衰少，天癸竭，地道不通，故形坏而无子也。

六七，三阳脉衰于上，面皆焦，发始白。

五七，阳明脉衰，面始焦，发始堕。

四七，筋骨坚，发长极，身体盛壮。

不敢想象，经历完这么珍贵、美丽又厚重的生命历程……我会变得多厉害！

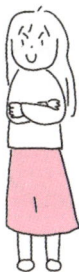

衰老速度掌控者

又是"漂亮管理局"

生殖轴"漂亮管理局"的衰老速度，决定了女性身体的衰老速度。但是，由于每个人的先天条件、生活环境、情绪状况不同，生殖轴的健康程度也不同，衰老的速度也就不一样。

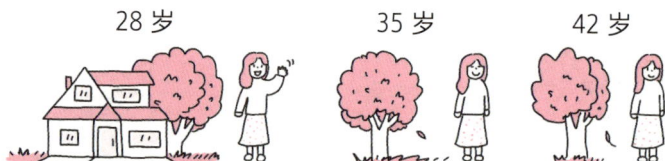

28 岁　　　　　35 岁　　　　　42 岁

👑 健康的"漂亮管理局"，可能使女性维持更长久的年轻时间，这个机构也可以存续更久，也就意味着更晚绝经。

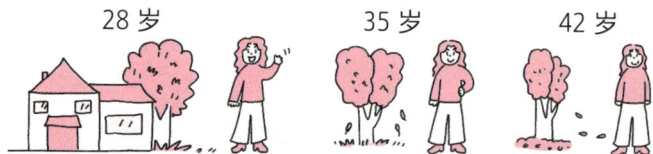

28 岁　　　　　35 岁　　　　　42 岁

👑 匮乏的"漂亮管理局"，可能使女性更早地进入衰老阶段，也可能早早地关门停业，也就是早早绝经。

所以，关照好"漂亮管理局"，就能享受更长久的漂亮存续时间！

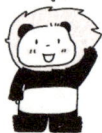

啊哈！

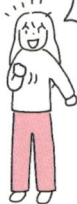

我的人生，我自己掌控！

影响衰老速度的因素还有这些

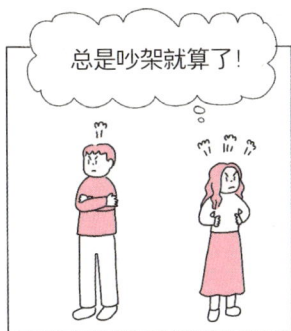

阴 阳

人复不可都绝阴阳，阴阳不交则坐致壅阏之病。

适当的情感生活和性生活很重要，它们可以促进女性的肾上腺素分泌、提高雌激素水平，进而加速新陈代谢，使皮肤细腻、延缓衰老，还可以改善月经不调和痛经。

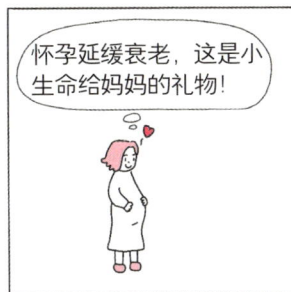

生 育

生育是一件人生大事！

生育前后如果没能照顾好身体，会引起气血亏虚，从而导致早衰。

但是，生育也有积极作用，它可以推迟女性的绝经时间，从而推迟进入更年期的时间，延缓衰老。

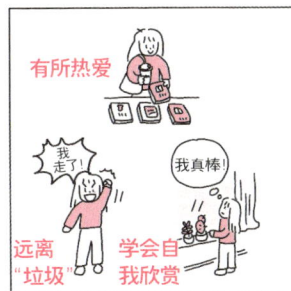

情 绪

不良情绪会严重影响气血，导致面容憔悴、眉目失神、脱发白发……所以，好情绪很珍贵，要学会调节自己的情绪，让自己开心起来！

73

中医书里的抗老精华，就是保护肝肾

养生人的抗老法则

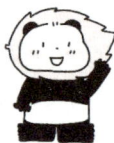

我有一计，可以帮你关照好"漂亮管理局"，延长气血旺盛的时间。

快上链接！

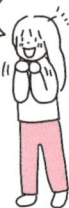

照顾好肝和肾这两个部门！

和抗老关系最密切的部门，就是肝和肾。

情绪系统

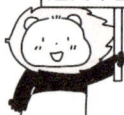

肝

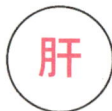

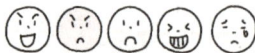

喜　怒　哀　乐　悲

生殖系统

肾

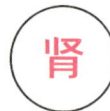

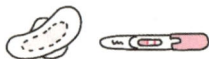

月经和生育

保护好肝肾系统，就等于拿到了延缓衰老的"通行证"。

保护肝肾备忘录

如果给植物施不合适的肥料、浇脏水，植物会根系发霉……

我不活了！

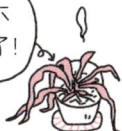

人也一样！吃得干净，才有能量！

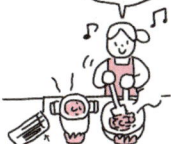

好好吃饭

试试自己做饭吃吧！或者发掘几家干净新鲜的外卖店。

23:05

呼呼

明天能吃到香喷喷的早饭吗……

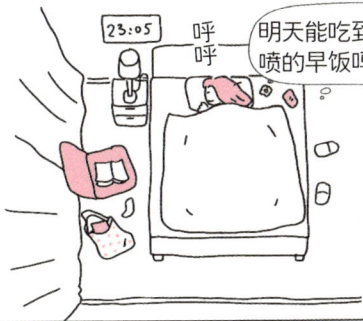

好好睡觉

每天的睡眠时间为 7 ~ 9 小时。要是能在晚上 11 点以前入睡，那就是睡觉王者了！

如果没有湿热、痰湿的症状，可以吃阿胶和猪皮冻。

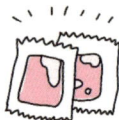

弹

猪皮冻富含可以吸收的胶原蛋白！

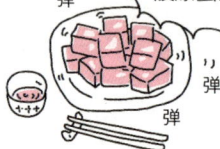

弹

弹

正宗阿胶

王牌推荐猪皮冻

食疗可以有

抗老补品不一定是智商税哟！有些食物里的胶原蛋白的确是可以被吸收的。

茄子!

生育之后要好好调理身体，避免内分泌失调。

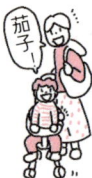

即使没有生孩子的计划，也要定期体检。

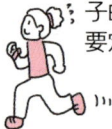

人生不是轨道，开心最重要

对女性抗老来说，调节内分泌很重要，而内分泌是与情感生活、性生活、生育息息相关的。

想一想

?

要注意和伴侣的关系是否是良性的，避免生气、内耗。

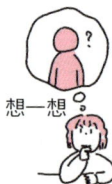

单身女性可以从其他方面丰富情感生活。

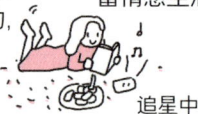

追星中

争当百岁少女!

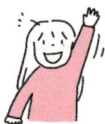

对抗气郁，
黄褐斑消散

大女孩的选修课

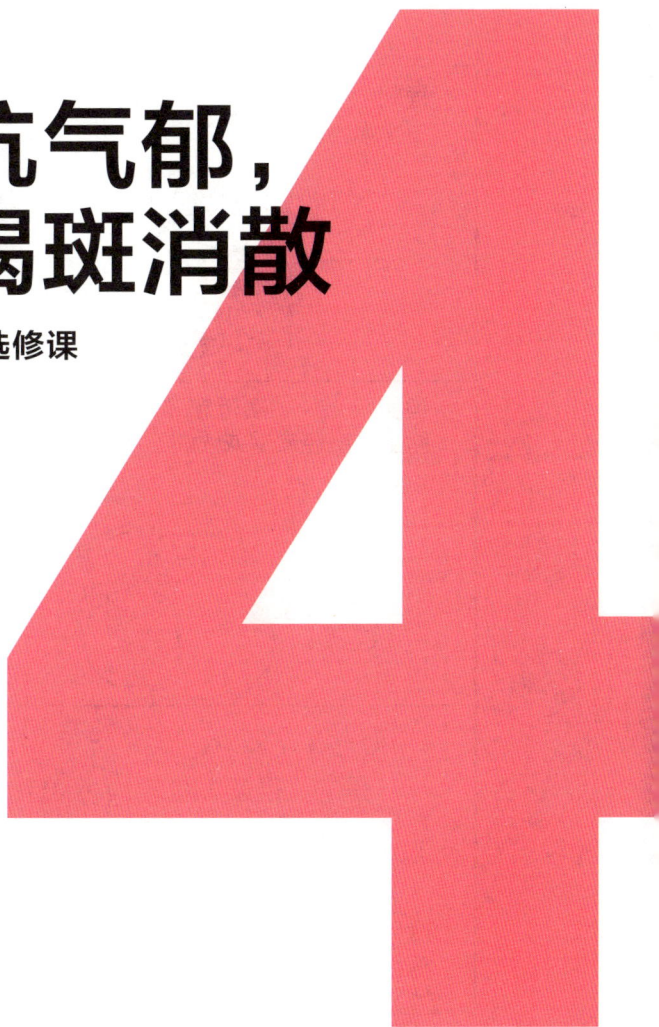

4

理想中，我涂完粉底液之后的脸，应该白白嫩嫩，就像剥了壳的水煮蛋……

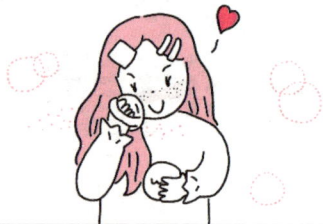

但实际上……凑近镜子一看，就会发现，脸上有颜色或深或浅的不均匀小斑点。

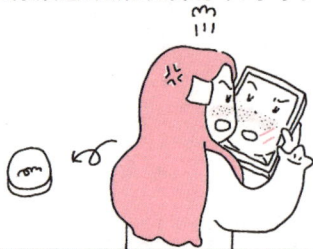

是的，很多人脸上都有斑！

这玩意儿到底是怎么形成的？

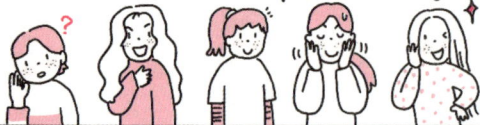

斑的介绍手册

雀斑

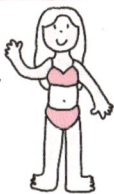

我的雀斑还挺可爱的!

雀斑是一种点状斑,多数分布在皮肤暴露部位,如面部、手臂、颈部等。一般是遗传而来的,在儿童期就可能出现。日晒后会加重,皮肤无感觉。

晒斑

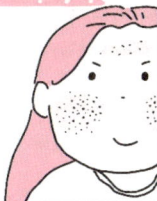

顾名思义,是强烈日晒后出现的斑,也叫日光性皮炎。在日晒后,暴露的皮肤上可能会出现红色斑片,皮肤还会疼痛,这就是晒斑了。日晒后采取紧急降温措施,如敷面膜、泡冷水等,都可以快速缓解症状,减轻疼痛和皮肤损害。

痘印斑

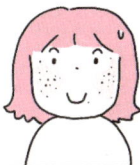

这是痤疮处理不当形成的红色或者黑色的皮肤瘢痕,皮肤无感觉。大多数痘印斑可以自己代谢掉,也可以借助激光手段祛除,这不是大事,不必焦虑!

神秘斑点

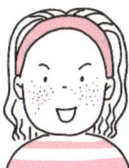

黄褐斑!

听说黄褐斑一开始长就祛不掉了,是真的吗?

黄褐斑长什么样?

黄褐斑,中医又称"肝斑""蝴蝶斑",多发于两颧、两颊、鼻周、额头和眼周,形如地图或蝴蝶,对称分布,不痒不疼。

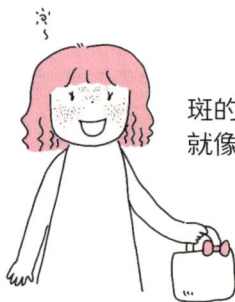

斑的分布形状
就像蝴蝶翅膀

**黄褐斑
自我判断小贴士**

🌱黄褐斑多数是成片的。

🌱黄褐斑在脸上的分布区域多数是呈蝴蝶状的。

🌱有黄褐斑的女性,多数也有月经不调等妇科症状。

调理肝肾可以这样吃

长黄褐斑的多数是中青年女性。在中医眼中，长黄褐斑也说明"漂亮管理局"的运作出了问题，如肾虚肝郁、气血瘀滞等。

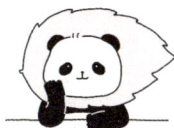

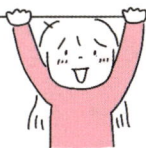

消斑养肝茶

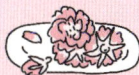

玫瑰花 10 g

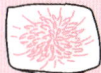

菊花 5 g

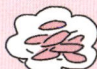

枸杞 5 g

每天一杯，疏肝解郁，滋阴消斑！

哈哈！

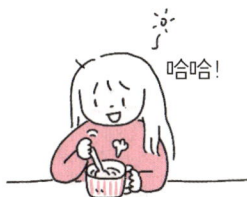

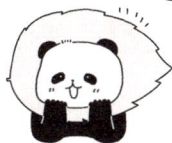

保护肝肾的生活方案

方案一

请多多按摩这 3 个穴位。

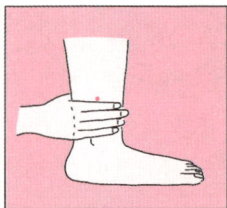

三阴交
在小腿内侧，从足内踝骨尖上量四根手指的宽度，按着酸酸痛痛的地方，就是三阴交穴。

这个穴位是传说中的"对女性很好的穴位"，不只适用于长黄褐斑的女性，所有女性都可以按起来。

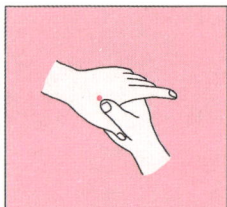

合谷
在手背上的拇指和食指相连的掌骨之间，把拇指和食指并拢，肌肉最高点就是合谷穴。

这个穴位被称作"万能穴"，不仅能缓解头痛、牙痛，还能调节气血、缓解疲劳，功效超强大。

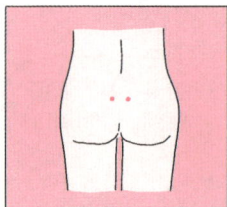

次髎（liáo）
在腰部上方，骶骨的第二节骶孔处，就是次髎穴。

次髎穴是女生气血的"开关"，把这个穴位揉通，身体会舒服很多。

如果能对穴位进行艾灸，效果会更好！

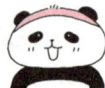

82

生活方式，开始转向！

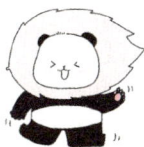

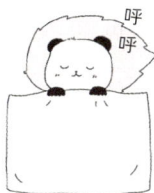

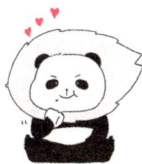

- 保持良好心情，不生闷气，快意人生。
- 保证充足睡眠，减少熬夜。
- 保证健康饮食，吃好喝好，避免辛辣食物。

激光治疗和肝肾调理

黄褐斑的解决方案

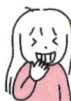

两手都要抓!

激光治疗是大多数色斑的祛除方法。

但黄褐斑不会在激光治疗之后就彻底消失，甚至还可能会加重，"激惹"出更严重的色斑，因为肝肾功能失调的问题并未解决，就算激光祛除了原有的斑点，新的斑点也会重新长出来。

在激光治疗前后的一段时间，黄褐斑患者都应该进行肝肾调理，这对治愈黄褐斑十分重要。

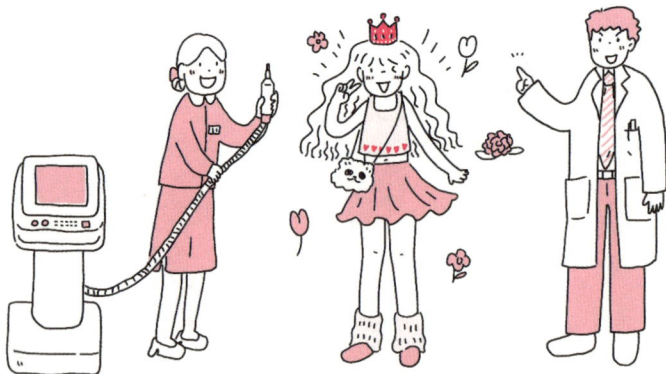

肾气足足，
发量旺旺

当代青年
防脱养发指南

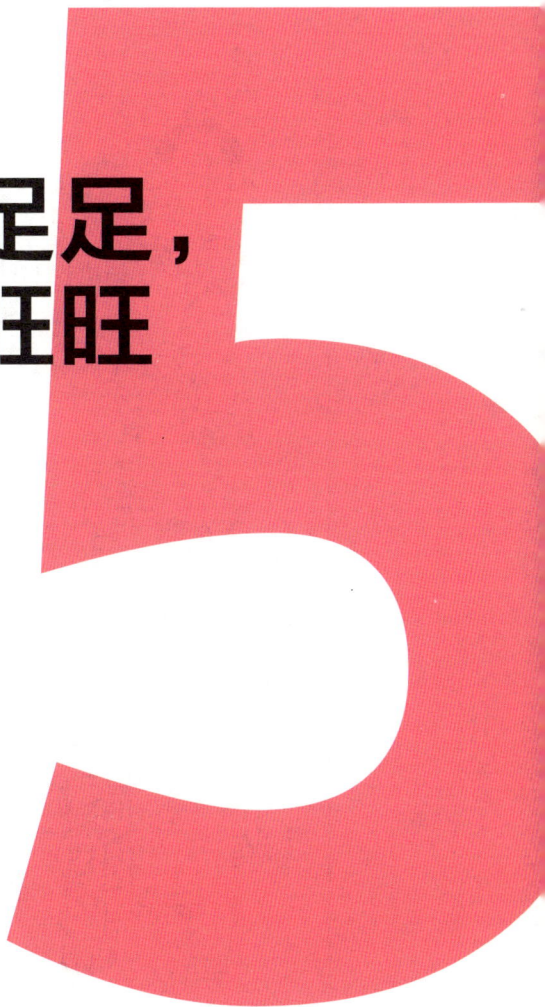

5

今天你掉了多少根头发?

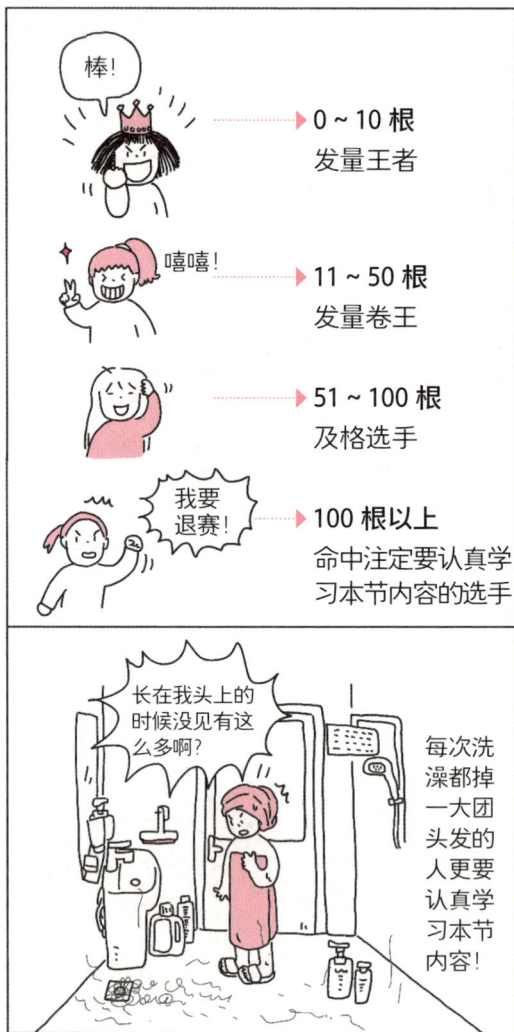

棒!

▶ 0～10 根
发量王者

嘻嘻!

▶ 11～50 根
发量卷王

▶ 51～100 根
及格选手

我要退赛!

▶ 100 根以上
命中注定要认真学习本节内容的选手

长在我头上的时候没见有这么多啊?

每次洗澡都掉一大团头发的人更要认真学习本节内容!

脱发这事，先别焦虑！

其实，每天掉 50～100 根头发是正常现象。

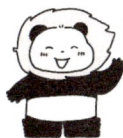

不要过度担心哟！

头顶
前额
颞部
枕部

越靠近发际线的头发越有恃无恐地掉，哈哈，我要疯啦！

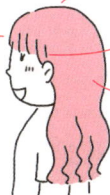

前额、头顶的毛囊，不如颞部、枕部的毛囊健壮，因此，前额、头顶是脱发高发区。

心里也拔凉拔凉的。

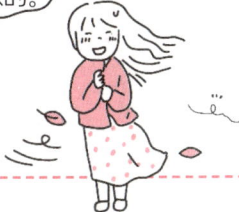

天气环境也会影响脱发。**春生夏长，秋收冬藏**。一般来说，秋季掉发会多一些，因为天气转凉，毛囊收缩，头发失养，掉发增加，这是正常的。

还好！

还好我们是熊猫，哈哈！

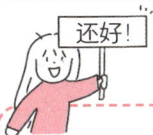

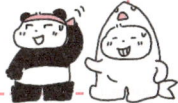

大多数女性只要每天掉发少于 100 根，都不需要担心，是正常现象！男性更容易有脱发问题。

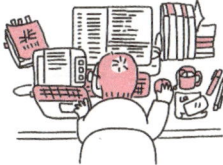

脱发原因大排查

哪些原因会导致脱发呢?

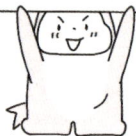

物理损伤毛囊

有的女性喜欢梳辫子,而且扎得非常紧,每天对头发进行大力撕扯,会导致毛囊损伤,引起脱发;高温也会损伤毛囊,频繁烫发的女性要格外谨慎。

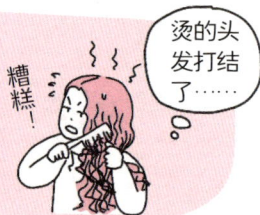

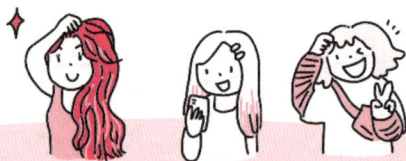

糟糕!

烫的头发打结了……

化学损伤毛囊

染发剂也会损伤毛囊,经常染发的女性要特别注意。另外,在购买洗发用品时要注意甄别,不要买到"三无"产品。

疾病及药物损伤毛囊

甲状腺疾病等内分泌疾病、红斑狼疮、贫血会导致脱发；激素、化疗药、抗癫痫药也会导致脱发。如果有这些情况，建议先治病要紧，头发可以再长！

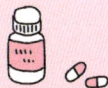

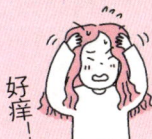

脂溢性皮炎等疾病因素

如果头部出现明显的瘙痒、大量头屑、红斑皮疹，然后脱发，有可能是脂溢性皮炎，需要尽早到皮肤科进行检查治疗，以免毛囊被大量破坏，造成不可逆损伤。要在医生指导下治疗哟！

好痒！

如果这些原因都没有，就来了解一下中医眼里的脱发吧！

成熟的大人就是会脱发

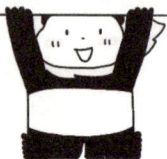

肾主藏精，其华在发。头发需要肾脏精气的濡养。换句话说，头发就像"漂亮管理局"种的绿植，要长出好头发，需要肾脏有个好状态，需要"漂亮管理局"里有人管事。

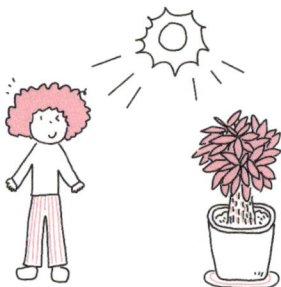

如果肾脏精气充足，"漂亮管理局"的"种植"条件良好，"种"出来的头发就会茂盛光亮。

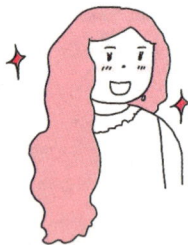

如果肾脏精气亏虚，"漂亮管理局"的管理混乱，"种植"条件差，头发就会枯萎、掉落。

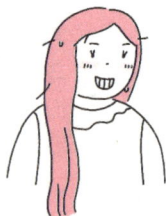

总之，一个人当下的肾脏状态，几乎决定了他的发量和发质。

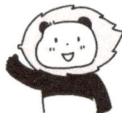

成长期

衰老期

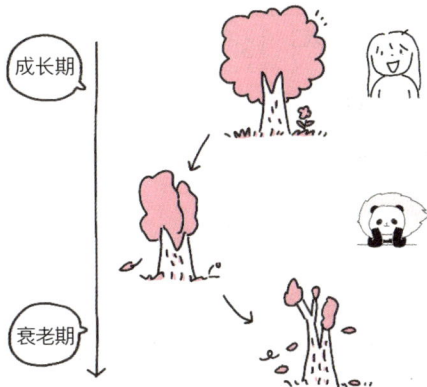

既然"漂亮管理局"会随着年龄增长而衰老,是不是意味着肾的精气也会越来越衰弱,头发也会越来越缺营养呢?

没错!所以女性的头发状态,也会随着年龄增长而变化。在女性年轻的时候,往往发量充裕,随着肾的功能逐渐虚弱,很多到了更年期的女性会有脱发的困扰。

从头部的毛囊密度也可以看出,随着年纪渐长,头发变少是自然现象。

20~30 岁	31~50 岁	50 岁以上

我是男的,我更少。

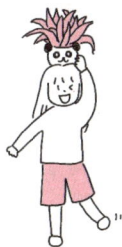

每平方厘米大约 600 个毛囊

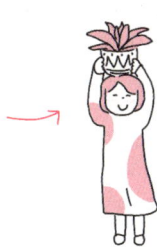

每平方厘米大约 500 个毛囊

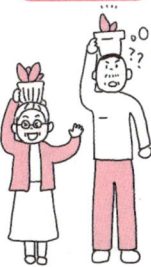

每平方厘米大约 400 个毛囊

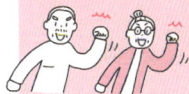

衰老是每个人都需要面对的人生课题,对于这种自然的变化,不用太过焦虑,我们只要养护好肾,别让它过早衰老就好。
不能让掉头发这点儿小事耽误我们的快乐人生!

气血亏虚的年轻人，掉头发也是没办法······

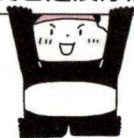

道理我都懂，但我怎么还没到衰老的年纪就开始脱发了？

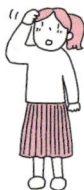

这就要谈及脱发的另一个原因——"血"不够健康。**发为血之余**，"血"的状态决定了头发的状态。血就像是"漂亮管理局"给"绿植"提供的水、阳光、肥料。头发是否"枝繁叶茂"，就看营养是否到位了。

您的"气血礼包"到了！

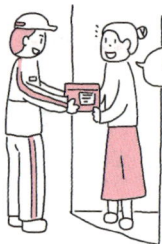

收到！

如果气血充足，"气血快递员"的快递小车就会一路畅行，把充沛的能量送达发根，头发就会丰润厚密。

我的快递被送到南极了？······

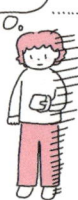

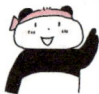

如果气血不充足，就会导致"气血快递员"的快递小车电量不足、车胎漏气、刹车失灵······无法及时把物资送到，从而造成头发掉落。

这就是很多年轻人脱发的原因。

年轻人气血亏虚掉头发，可能是因为……

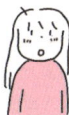

是什么让年轻人气血亏虚呢？

过度焦虑

思虑过度，耗伤气血，是导致脱发的常见原因。

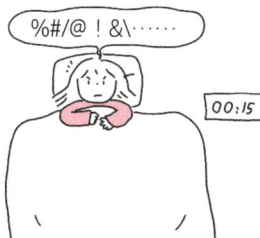

经常熬夜

睡眠不足，气血暗亏，是青年人脱发的主要因素之一。

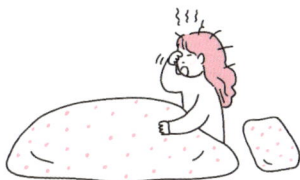

产后脱发

产后气血虚弱，调养不足，经常会出现脱发的情况。一般产后 6 个月内调养得当，通常会恢复正常发量。

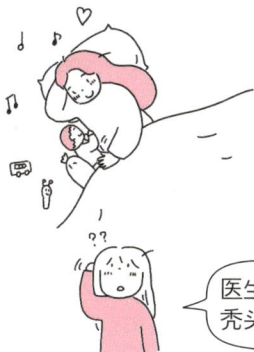

长期肥胖

肥胖会导致体内痰湿过多，影响气血生化、运行，进而引起气血亏虚而脱发。

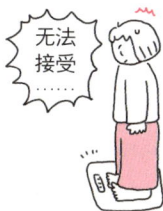

无法接受

医生，我到底要怎么样才能不秃头？请给我指条明路吧！

不做秃头少女
气血的"护理法"

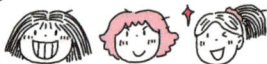

明白了！气血充沛才能成为发量王者！

喝点儿养生茶！

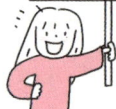

焦虑脱发专属好茶

焦虑过度，气机郁滞，气血不能濡养头发，所以应该疏肝理气，调畅气机。

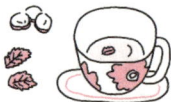

白芍薄荷茶

白芍 12 g、薄荷 6 g，泡水喝。

熬夜脱发专属好茶

熬夜损伤阴血，气血亏虚则不能营养头发，所以应该补阴养血，平调阴阳。

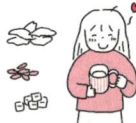

百合枸杞茯苓茶

百合 15 g、枸杞 15 g、茯苓 15 g，泡水喝。

* 如果脱发严重，需要中医辨证治疗。

疯狂熬夜后，单纯靠午休补觉基本是没用的，规律作息才是王道！

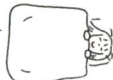

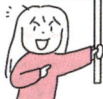

中药外用，可以防脱！

金牌防脱配方

下面这服药，用来煮水洗头发可以防脱发，每周两次，效果更好。

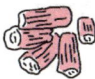

侧柏叶	丹参	制何首乌	苦参	生姜
20g	15g	15g	15g	10g

大夫！这个方子为什么可以防脱？

这些药组合在一起，可以理气活血，刺激毛囊再生。 熊

要煮多久？

小火煮 1 个小时。 熊

用这个洗头发的话，还要再用洗发水吗？

其实是不用的。不过，如果你觉得中药洗发后药味较重，可以间隔 1 个小时，再用少量洗发液洗发。 熊

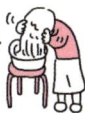

煮了 1 个小时呢，我得洗回本！

不过，我突然想到一个问题……

大夫，何首乌安全吗？

别担心！生何首乌有一定毒性，制何首乌很安全，而且这不是内服，是外用，很安全的！ 熊

95

6

口臭，
可能是
肺胃在
上火！

口臭自查攻略

当代青年诡异行为实录

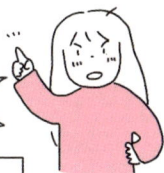

保持距离！

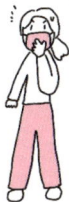

戴口罩
说话时身体后倾捂嘴
目光躲闪

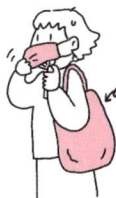

包里有:
清口喷
雾、口香
糖、漱口
水、薄荷
糖......

疯狂购买口腔
去味产品

因为，大家都怀疑——

我到底有没有
口臭......

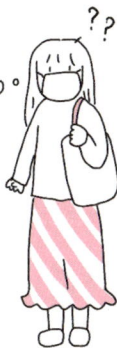

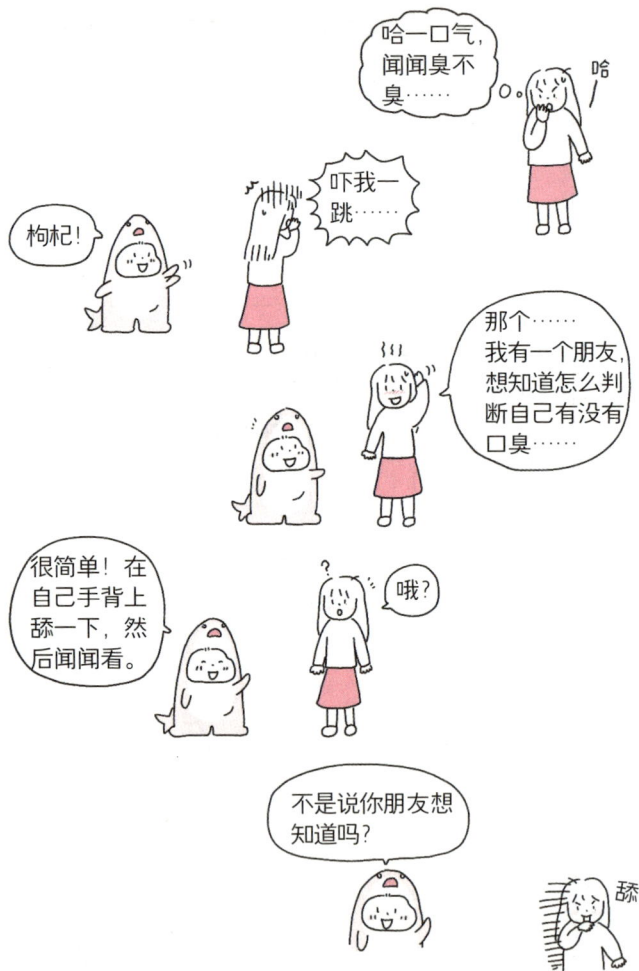

口臭鉴定局

真相只有一个!

98

口臭原因有这些

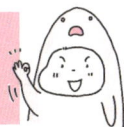

常见的口臭原因有两种：①牙结石和牙周炎；②肺胃实火导致口腔微生物失衡。

① 牙结石和牙周炎，这是多数人口臭的原因。

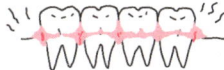

牙结石居然这么臭

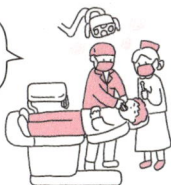

你一定在网上看到过这种帖子——

救命，本人医学生，今天跟了一台牙结石清除术，取出结石之后全员都被臭晕了！

没错，很多结石都有臭臭的味道，牙结石也不例外。所以，很多人直接把牙结石称为"牙屎"……

牙结石的前身是牙菌斑，也就是人们常说的牙垢。

刷牙方式不正确、饭后不剔牙、特别的饮食习惯等都会导致人们长出牙结石。

牙结石比较严重的时候，就可能会有口臭了，甚至还会出现牙周炎。

当牙周炎出现时，带来的就不只是牙结石导致的口臭了，还有伴随炎症而来的微生物过度繁殖。

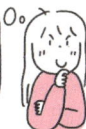

我几年没洗牙了？

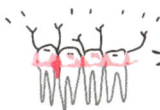

救命！

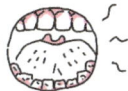

好臭！

② 肺胃实火，也会导致口臭！

如果排除了牙结石和牙周炎的因素，还是有口臭的话，那可能就是肺胃实火的原因了。

要解决这种火气，首先要判断"火"到底是在肺还是在胃。

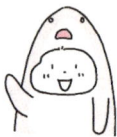

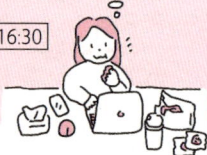

肚子饿了！

16:30

胃火重

如果胃火重，口臭会在空腹、饥饿的时候加重。因为此时没有食物中和胃液，胃火导致酸腐之气上返，所以这时的口臭会更明显。

肺火重

如果肺火重，多半会有呼吸道症状，如咳嗽、痰多等。吸烟也会导致肺火重，所以，很多"老烟民"都会有口臭困扰。

既然这么臭，要不咱们别抽了？

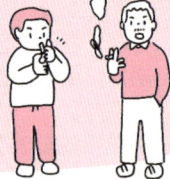

为什么肺胃会上火？

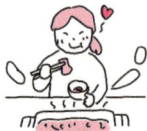

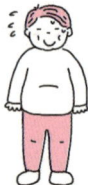

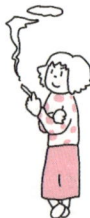

饮食不当，爱吃辛辣食物

湿热体质，胃肠功能失常

长期吸烟，肺气郁闭上逆

告别口臭的方案

方案一

排除口腔问题

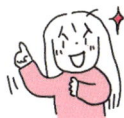

如果有牙结石：
①定期洗牙；
②饭后用牙线刮出牙缝中的食物残渣。

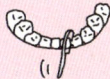

如果有牙周炎：
①挂号就医，进行牙周炎龈下刮治；
②养成口腔清洁习惯。

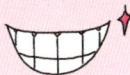

如果口臭消失了，那就万事大吉。
但如果口臭还是存在，就——

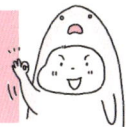

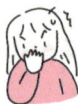

调理肺胃

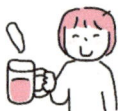

可以喝清火玄参银花茶，用玄参10g、金银花10g，煮水喝，能够滋阴清热，降火除秽。

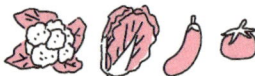

避免饮食油腻和辛辣，适当多吃蔬菜、杂粮，促进肺胃功能恢复正常。

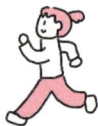

湿热体质的人，可以加强运动，还可以配合一些中药茶饮，清利湿热。

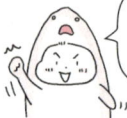

> 调理肺胃功能，最好还是请中医帮忙哟！

我不胖，只是有点儿小湿气

关于湿气与体重的关系

7

不管胖了多少，我们一定不焦虑！

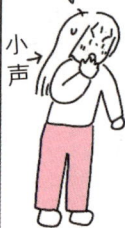

小声

嗯！镇定！

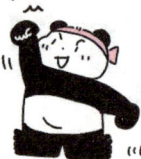

反正我无所谓……

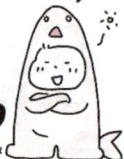

有点儿小紧张！

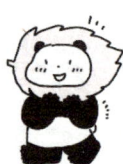

震！！！撼

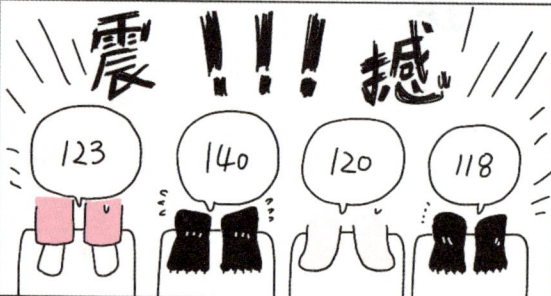

123　140　120　118

不管胖了多少，一定是湿气！

假装不在乎

就是　就是

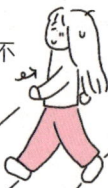

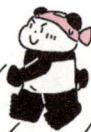

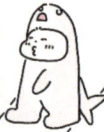

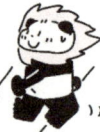

104

饭，是人类进步的阶梯！

远古时代，人类长期处于食物匮乏的状态，此时，脂肪的最大作用就是将充分进食后暂时富裕的能量储藏起来，等到食物短缺时，脂肪会被分解以提供能量，维持身体的正常代谢。

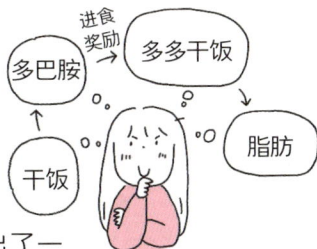

所以，为了生存，人类进化出了一种精神奖励——进食奖励。

在进食过程中，大脑会产生大量的多巴胺，用这种快感促使人类想方设法地多多干饭。

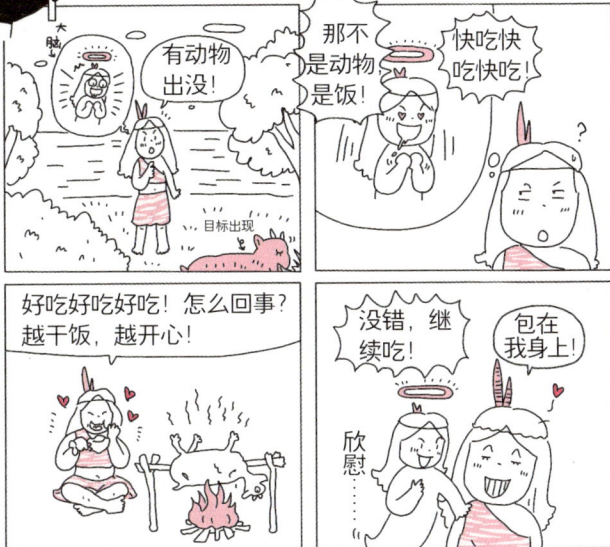

所以，干饭是我们的本能。但是，这里存在一个问题：在不缺吃喝的现代，进食奖励依然存在……

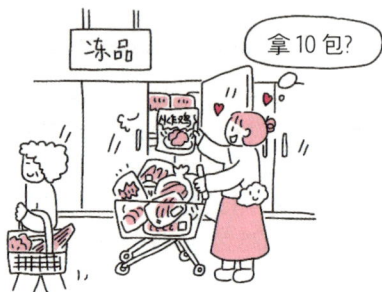

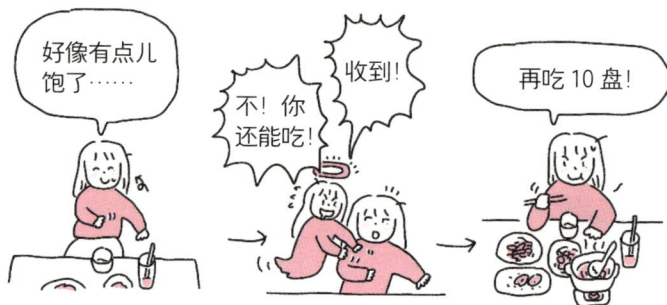

冻品

拿10包?

好像有点儿饱了……

不! 你还能吃!

收到!

再吃10盘!

好乖的宝宝!

也就是说，爱干饭的精神虽然帮助人类生存到了现在，但是，也让现代人的变胖概率直线提升!

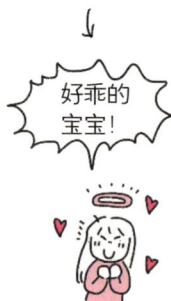

不焦虑的体重自查表

成年人的身体胖瘦是否适当，主要看两点：

1. 体重指数正常为 18.5 ~ 23.9 kg/m², 如果低于这个范围，就属于偏瘦；如果高于这个范围，就有点儿胖啦。

2. 腰围不超过身高的 1/2，否则即使体重指数在正常范围内，也要判定为腹型肥胖。

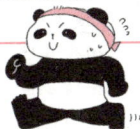

中国成人（18 岁及以上）体重判断标准

类别	体重指数（kg/m²）
体重过低	BMI < 18.5
体重正常	18.5 ≤ BMI < 24.0
超重	24.0 ≤ BMI < 28.0
肥胖	BMI ≥ 28.0

体重指数（BMI）= 体重（kg）/[身高（m）]²

* 参考《成人体重判定》(WS/T 428—2013)。

脂肪，是女生的"身体保安"

我们拒绝过度减肥！

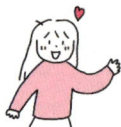

我决定未来 10 天努力减肥！不过，我猜你们会阻止我的……

没错！中医的养生之道，是"不太过，不不及"，也就是说既不能太多，也不能没有。这个道理，放在脂肪上同样适用。

"胖易多囊，瘦易早衰。"对女生来说，身体里的脂肪必不可少，因为脂肪有助于合成雌激素，雌激素可以维护生殖功能，这样才能保护好"漂亮管理局"。脂肪太少或太多，都可能引起健康问题。

脂肪不足——雌激素不足

雌激素不足会使月经紊乱、皮肤变差，甚至导致闭经、卵巢早衰。

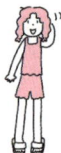

脂肪过多——雌激素过多

雌激素过多会干扰卵巢功能，容易导致多囊卵巢综合征、月经不调、体毛增多、顽固性痤疮等。女性儿童过度肥胖，还可能出现性早熟，影响正常的生长发育。因此，在发育期一定要注意控制体重。

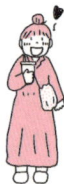

就算减脂也别让自己太瘦，这样也会影响漂亮和健康！

湿气，体重管理的"终极反派"

我每天都会浏览到各种"祛湿"的内容……

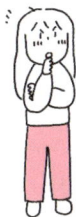

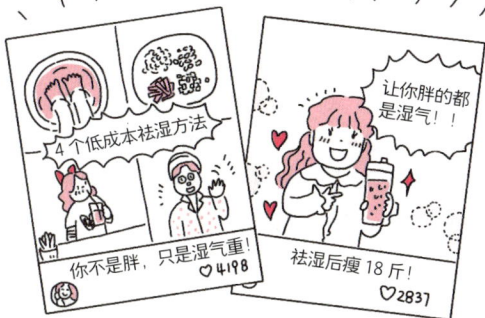

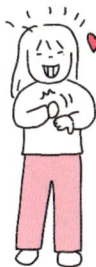

4 个低成本祛湿方法

你不是胖，只是湿气重！ ♡4198

让你胖的都是湿气！！

祛湿后瘦 18 斤！ ♡2837

嘿嘿，看来我胖不是因为吃得多，而是因为有湿气！

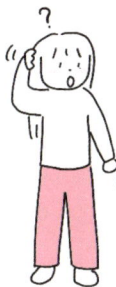

你说反了哟，人不是因为有湿气才胖！

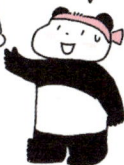

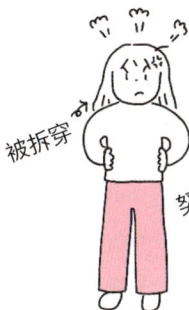

被拆穿

是因为吃得多，胖了，才有了湿气！

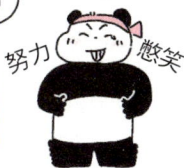

努力 憋笑

原来湿气是这样形成的

人的身体就像一个水池，需要定期灌入新水，也需要定期排水。食物，就像进入水池的充满杂物的水；负责消化和水液代谢的脾胃，就像水池底部的排水阀门，可以排出消化后的残渣。

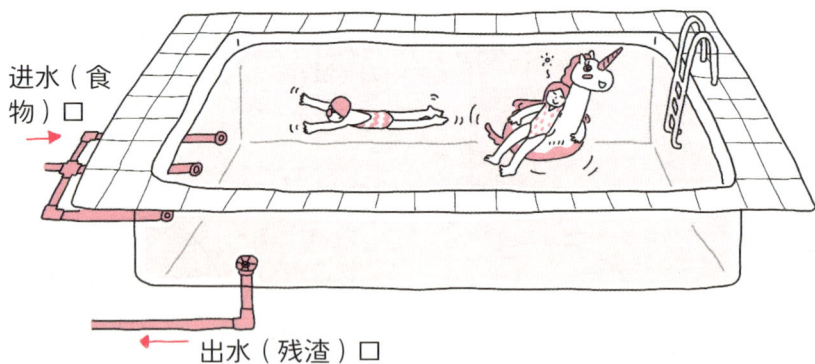

进水（食物）口

出水（残渣）口

🌱 如果进水量正常

水池就可以正常排出污水，定期放空，出水口也不堵塞。

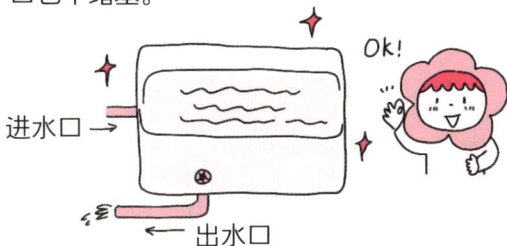

进水口 →

Ok!

← 出水口

🌱 如果进入水池的水太多

出水口处理不及，就很可能会堵塞，水池底就会积存很多黏糊糊的残渣……

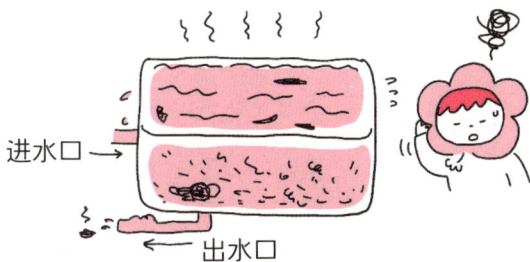

进水口 →

← 出水口

懂了！原来就是这些堵塞的东西——没被脾胃运化掉的东西，形成了传说中的湿气。

湿气使人变胖，全流程记录

短期代谢不出的水分是一种湿气

一顿没能被脾胃运化掉的饭、代谢不出的盐分和水分，都会在身体里形成短暂的湿气，我们常说的"水肿"就是这种湿气。

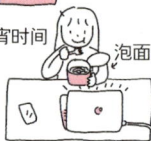

人类半夜吃泡面……

00:00
夜宵时间　泡面

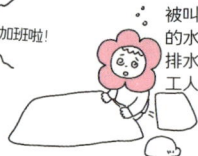

啊？加班？啊？我是谁？我在哪儿？

加班啦！

被叫醒的水池排水工人

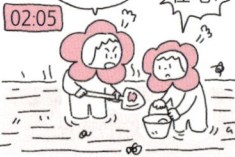

又堵了！　她还在吃！

02:05

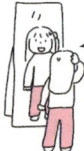

人类早上照镜子……

哈哈，我肿成球了！

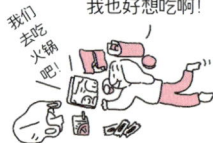

人类每天狂干饭……

我们去吃火锅吧！

我也好想吃啊！

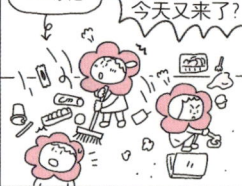

啊？上个月的还没消化完，今天又来了？

996水池

长期形成的肥胖也是一种湿气

饮食超出脾胃的运化能力，会导致水池堵塞，无法处理新来的食物，就形成了湿气。

肥胖产生湿气，湿气加重肥胖，长期的恶性循环形成了痰湿体质。

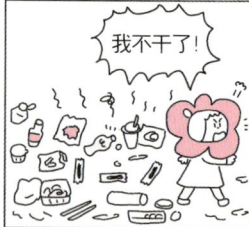

我不干了！

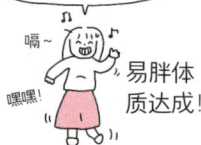

我胖得好可爱！

嗝～

嘿嘿

易胖体质达成！

保护我方"水池"
中式体重管理方案

方案一：健脾排湿

治理拥堵，恢复水池运作。

陈皮茯苓茶
陈皮 5 g、茯苓 10 g，煮水喝，
这是健脾化湿神器！

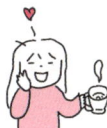

每天泡脚
20 分钟

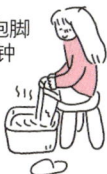

泡脚确实能化湿
用温热的水泡脚，可以在一定程
度上刺激足部脾胃反射区，增强
脾胃功能，帮助身体化湿。

方案二：脾胃"卸货"

少吃多动，减少残渣总量。

每顿八
分饱！

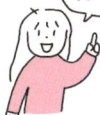

减少食量
这样可以减轻脾胃的运化压力。

多动！

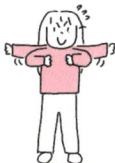

适当运动
提高能量消耗，也可以帮助
脾胃减负。

方案三：减轻负担

健康饮食，多食用脾胃易运化的食物。

下面这些食物会给脾胃造成工作负担：

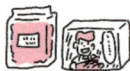 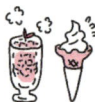 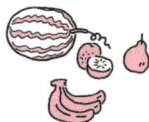

精米精面　　冷饮、　　　寒性水果
　　　　　　冰激凌

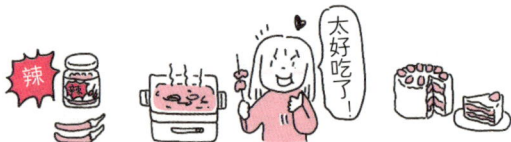

辛辣油腻　　　　　　　高糖高油

这样的饮食方式，脾胃更喜欢：

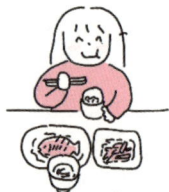

搭配合理
细嚼慢咽

方案四：给脾胃放假

长时间处于工作状态，或者突然要处理很多食物，都会让脾胃超负荷运转，从而导致工作能力下降。所以，吃饭最好不要吃撑，七八分饱就好。另外，最好在一天中空腹一段时间，给脾胃留出休息时间。

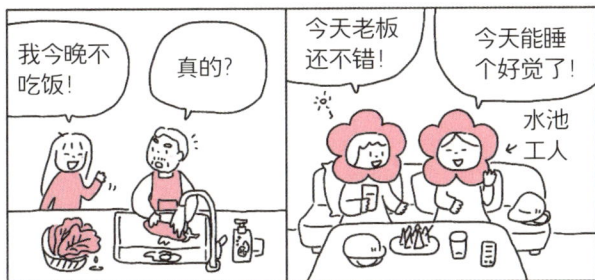

方案五：关注心理健康

做好情绪管理，竟然有助于减脂！肝和脾胃关系密切。情绪不佳，会让肝气郁结，进而导致脾胃功能下降，形成湿气。所以，要减脂塑形，管理好情绪也非常重要！

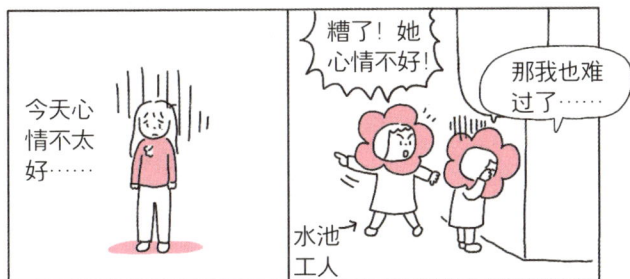

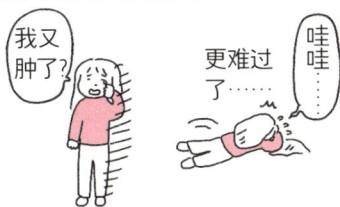

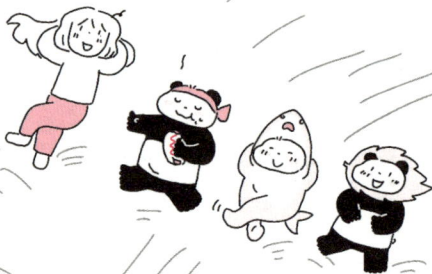

总之，太少、太多，都容易让身体状态失去平衡……

"不太过，不不及"，这是很有用的中式哲理呢！

8

痛经退散，
"经"准到来

月经期养生指南

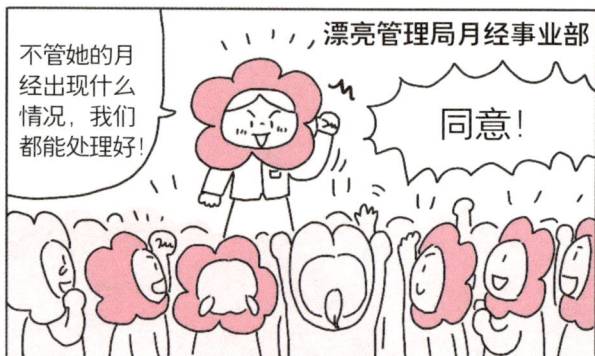

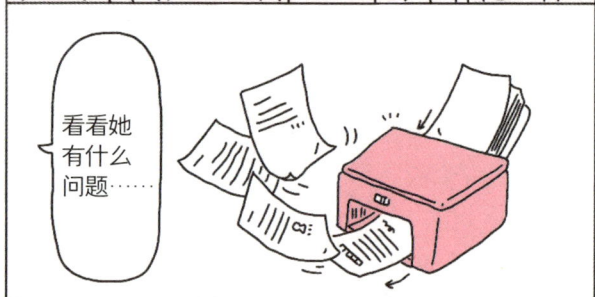

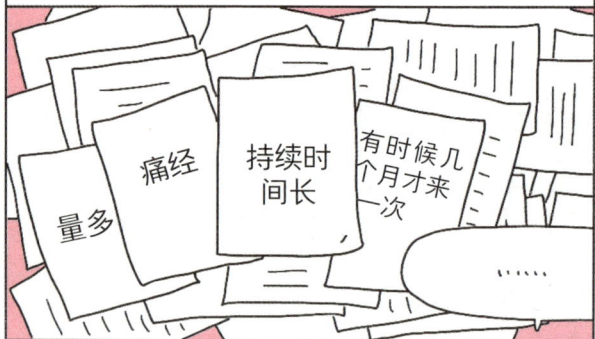

月经到底是什么?

我们都知道,月经是子宫内膜周期性脱落并伴随出血,通过阴道排出的自然生理现象。

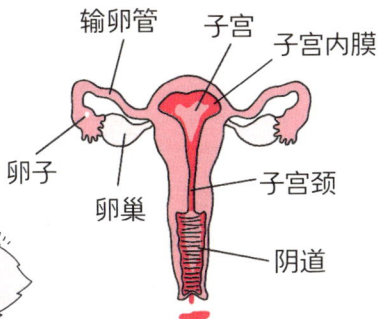

输卵管
子宫
子宫内膜
卵子
卵巢
子宫颈
阴道

就是它的周期性脱落形成了月经哟。

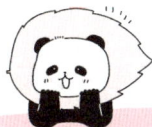

在中医眼中,月经也是"漂亮管理局"工作期间的一项重要业务。所以,在"漂亮管理局"中,有一个"月经事业部",专门管理月经。从月经的状态,可以看出人的子宫、卵巢的状态,甚至整个身体的状态。同时,子宫、卵巢及身体其他问题,都有可能影响月经的状态。

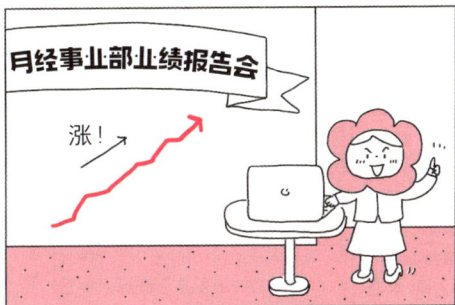

月经事业部业绩报告会

涨!

那么,月经量多、量少、痛经等女性们常见的月经困扰,都代表着什么样的身体问题,又要如何解决呢?

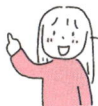

痛经退散！

痛经可以分为两种——

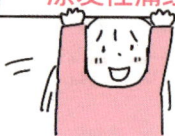

第一种
原发性痛经

痛经，但经过妇科临床检查，没有发现明显异常。

这种情况就是原发性痛经！

大多数人是从月经初潮后开始痛经的。

我的痛经搭子们好像都是从青春期就开始痛经了……

回忆

中医眼中的原发性痛经

原发性痛经，多半意味着"寒凝血瘀"。

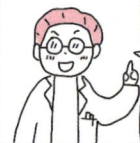

子宫所属的部门
寒气太重

宫寒

根据热胀冷缩的原理，寒，宫颈就会相对狭窄。

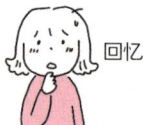

胀←
→缩
热水　　冷水

经期时，子宫排出内膜碎片和血液遇到困难，只能努力收缩挤压。

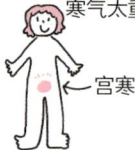

收缩！

这就造成了痛经。

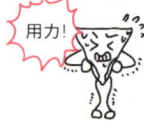

用力！

做女生真难……

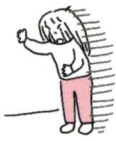

为什么妇科医生经常说"生完孩子就好了"呢？

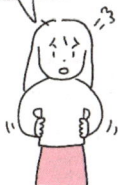

因为女性生完孩子之后，宫颈口会扩大、变宽，宫颈口宽了，经血就可能会顺利排出，所以，这个说法是有一定道理的。

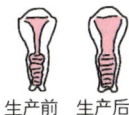

生产前　生产后

那么，既然是"寒"造成了宫颈紧缩，是不是可以用"热"来让宫颈口扩大、变宽呢？

嘻嘻！

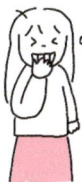

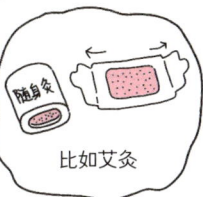

比如艾灸

没错！这就是中医治疗原发性痛经的思路。

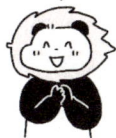

121

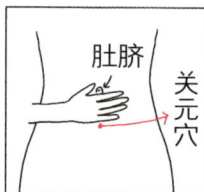
月经不痛的温热疗法

找到关元、三阴交两个穴位

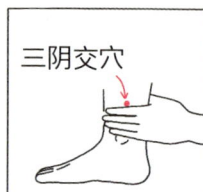

肚脐
关元穴

三阴交穴

关元穴：在肚脐下四横指处。用艾灸、按摩疏通这里的瘀堵，可以温热局部，促进宫颈口扩张。

三阴交穴：在小腿内侧，脚踝上四横指处。用艾灸、按摩疏通这里的瘀堵，可以活血化瘀，促进气血运化。

在月经前一周，每天找一小段空闲时间。先用力揉关元穴和三阴交穴，揉到有酸痛感，再用艾灸器材艾灸，每次 20~30 分钟。

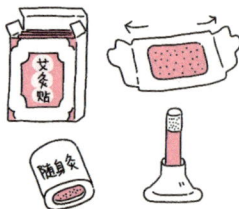

艾灸贴

随身灸

对艾灸小白来说，最简单、性价比最高的艾灸器材就是自带背胶的一次性艾灸贴、一次性艾灸罐啦！

第二种
继发性痛经

这个要严肃对待!

这是一种需要特别注意的情况!

　　当生殖器官有明显病变,如子宫内膜异位症、盆腔炎、肿瘤等,都可能产生痛经,这就是继发性痛经。
　　大多数患者是在25岁以后才开始出现痛经症状的。

一定要定期体检哟!

所以,痛经真的不是小事!

如果有痛经的情况,一定要注意检查,看看是不是继发性痛经,早发现就可以早治疗。也不用害怕,中医和西医都有很厉害的治疗方法!

月经量很多或时间很长，可能有这些问题

如果月经量很多，或者月经持续时间很长，超过7天，那可能是因为这两种情况。

①气不摄血

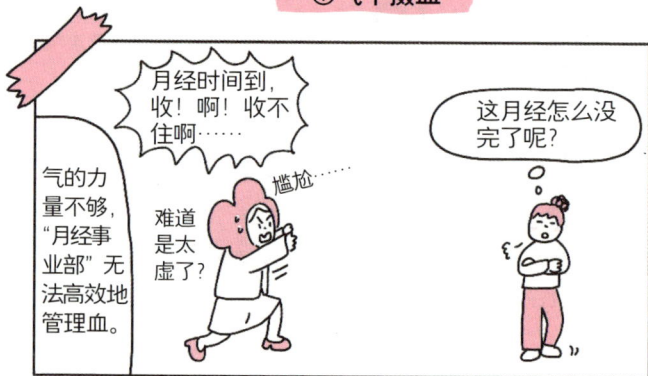

气的力量不够，"月经事业部"无法高效地管理血。

月经时间到，收！啊！收不住啊……

尴尬……

难道是太虚了？

这月经怎么没完了呢？

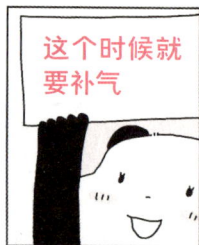

这个时候就要补气

黄芪当归红枣汤

月经量多，气不摄血

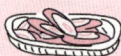
黄芪 20 g

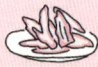
当归 10 g

红枣 10 g

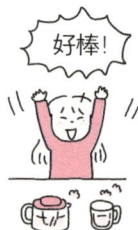
好棒！

日常煮水喝。
作用：气血双补，固摄止血。

②血瘀问题

血瘀可能带来子宫肌瘤等问题。子宫内膜的表面积增加，月经时要脱落排出的内膜便会更多，血量也就增加了。

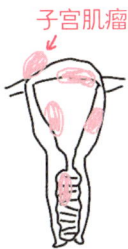
子宫肌瘤

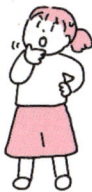
难怪量大呢……

在中医眼里，肌瘤是"血瘀"。

消除"瘀"的方法是中药和针灸。

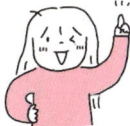
丹皮茯苓饮

月经量多，血瘀、子宫肌瘤

薏苡仁 20 g

丹皮 10 g

茯苓 10 g

日常煮水喝。
作用：除湿散结，化瘀，减少经期血量。

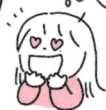
好喝吗？

125

月经量很少或时间很短

如果月经量很少，一天都用不掉两片卫生巾，或者月经持续时间很短，两三天就完全没了，那原因可能是以下三种情况。

①先天体质虚弱，子宫内膜薄

如果先天体虚，子宫内膜较薄，相应地，月经时出血量也就比较少。	想不到吧！中药和针灸都可以调理子宫内膜。

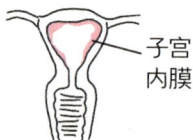

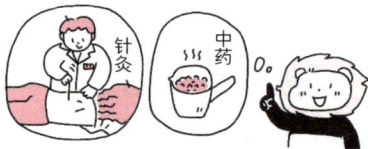

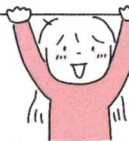

黑豆桑葚枸杞粥

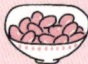
黑豆 30 g

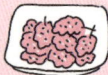
桑葚 10 g

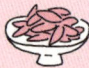
枸杞 10 g

大米 30 g

日常煮粥食用。
作用：补肾填精，滋养子宫内膜。

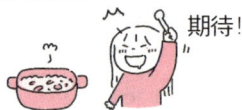
期待！

②后天营养不良，气血虚弱

后天营养不良或过度节食，气血虚弱，就像身体里没什么力量，也没什么营养，这种干枯的状态会导致月经量少。

好累呀，坐会儿吧！

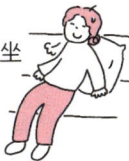

如果舌体淡白、面色萎黄或枯白，那基本就是气血虚啦！

平时要多多注意滋补气血。

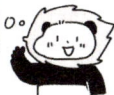

黑芝麻山药糕

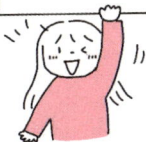

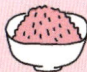

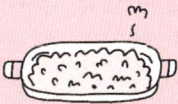

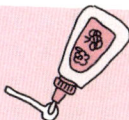

适量黑芝麻粉　蒸熟的山药泥 100 g　适量蜂蜜　适量饮用水

搅拌成糊，放凉后切块食用。
作用：补肾填精，健脾养血。

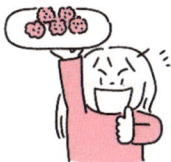

③内分泌异常

体重过重的女生，胰岛素水平升高，雄激素分泌过量，会使卵巢功能紊乱。

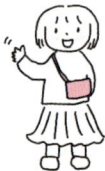

雄激素分泌过量后，卵巢功能紊乱可能会促进过多的卵泡发育，却没有成熟优质的卵泡，引发多囊卵巢综合征，引起内分泌紊乱，月经量少。

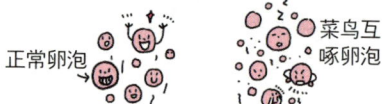

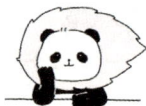

正常卵泡

菜鸟互啄卵泡

还有一种可能！

甲状腺功能减退症，使雌激素分泌减少，导致月经量少，月经延迟，甚至闭经。

总之，月经量太多、太少，持续时间太长、太短，都可能是子宫存在健康问题，千万要引起重视！

月经不规律真的很烦

如果月经想来就来、想走就走，我们真的会很烦躁！幸好，不管是经期提前、延后，还是时间不规律，中医都有解决办法。

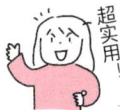

超实用！

经期提前 > 7 天，量只有一点点

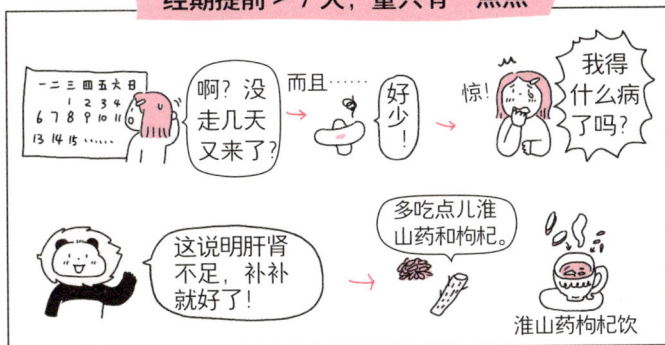

啊？没走几天又来了？

而且……

好少！

惊！

我得什么病了吗？

这说明肝肾不足，补补就好了！

多吃点儿淮山药和枸杞。

淮山药枸杞饮

经期提前 > 7 天，量很大

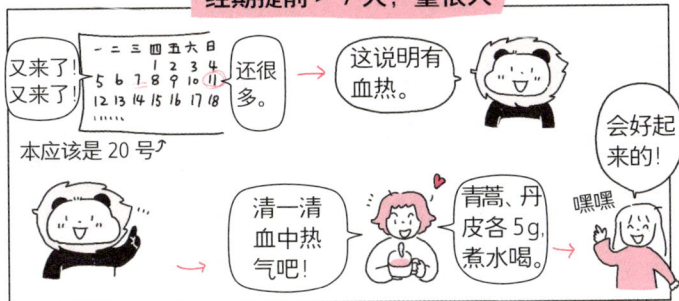

又来了！又来了！

本应该是 20 号

还很多。

这说明有血热。

清一清血中热气吧！

青蒿、丹皮各 5g，煮水喝。

嘿嘿

会好起来的！

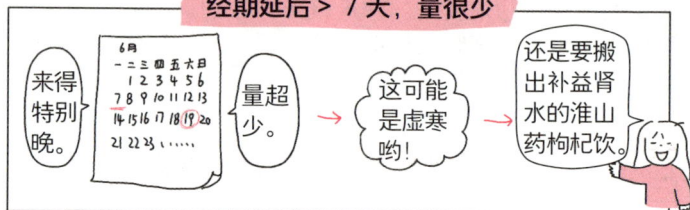

经期延后 > 7 天，量很少

来得特别晚。

量超少。

这可能是虚寒哟!

还是要搬出补益肾水的淮山药枸杞饮。

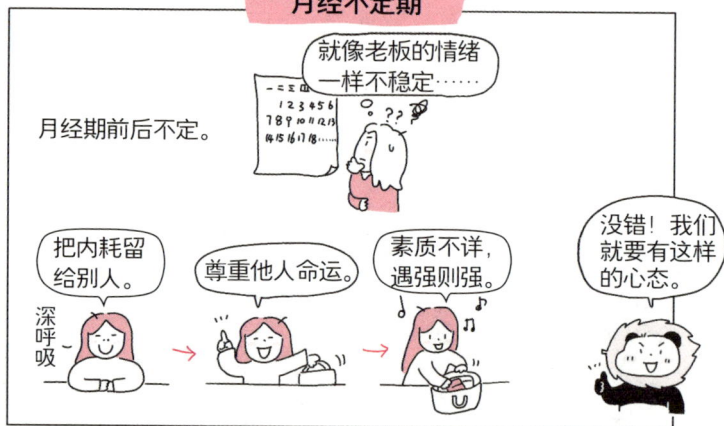

月经不定期

月经期前后不定。

就像老板的情绪一样不稳定……

把内耗留给别人。

深呼吸

尊重他人命运。

素质不详，遇强则强。

没错! 我们就要有这样的心态。

月经的周期和心情密切相关，如果情绪波动太大，有可能导致月经不定期。

月经几个月才来一次

如果月经几个月才来一次，那大概率是气滞血瘀、气血不足所引起的经期紊乱。可能有以下原因：

①情绪异常：长期的精神压抑、生闷气、紧张焦虑。

②经期寒冷：寒冷的刺激会使盆腔内的血管过度收缩，导致月经不调。

③过度节食：过度节食减肥，会造成体内脂肪过少，导致雌激素分泌失常。

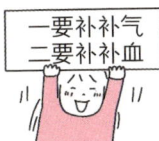

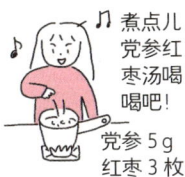

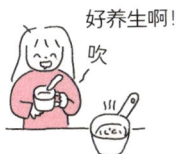

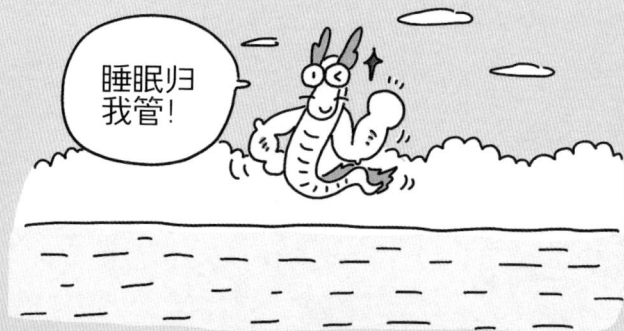

第三章

阴阳平衡，好睡眠方法论

睡出来元气满满

1

中医眼中的
睡眠原理

当我沉睡时，阴阳在循环

每当我打开养生帖，总会看到一句养生指南：早点儿睡。

早睡可以救命！

治痘，要早睡

祛湿，要早睡

容易感冒，早点儿睡

想要注意力集中，早点儿睡

抗炎，早点儿睡

易胖，早点儿睡

万事皆可早点儿睡

难道，好好睡觉是人类通用的养生秘诀吗？

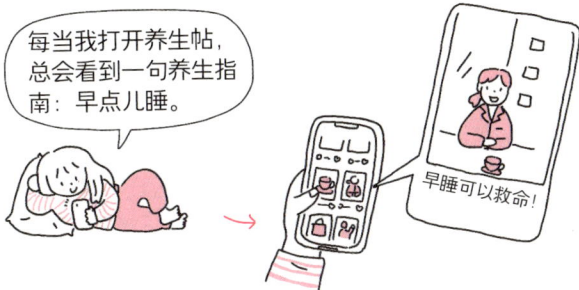

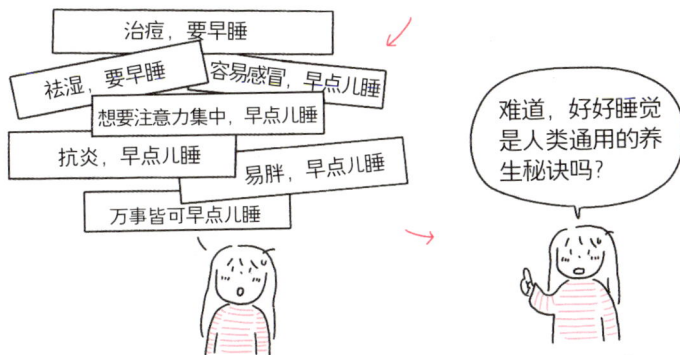

没错，睡饱的好处超级多！

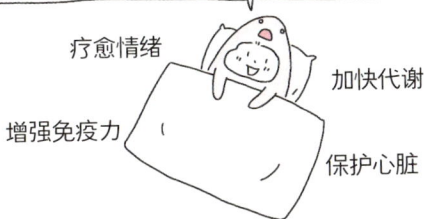

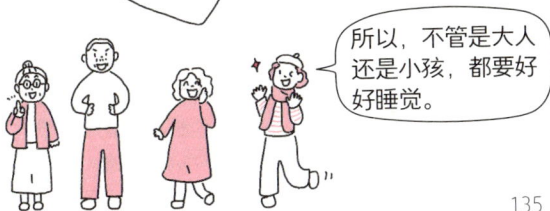

疗愈情绪

加快代谢

增强免疫力

保护心脏

所以，不管是大人还是小孩，都要好好睡觉。

135

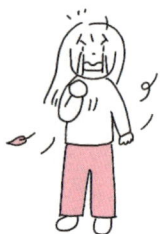

道理我们都懂，难道我们是有觉不想睡吗！

长期熬夜，打工狂徒

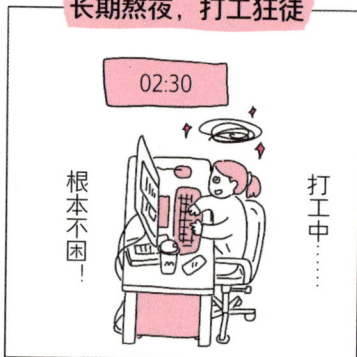

02:30

打工中……

根本不困！

偶尔熬夜，神思恍惚

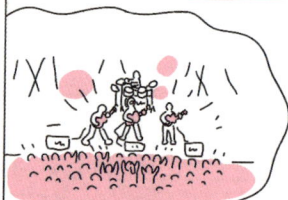

昨晚去看演唱会，兴奋了一整晚，今天好难受！

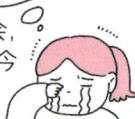

晚上睡不着，白天睡不醒

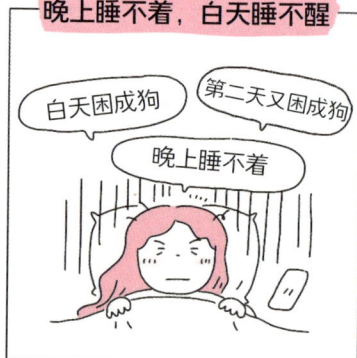

白天困成狗

第二天又困成狗

晚上睡不着

睡眠质量差，不如不睡

每天睡 10 个小时，但白天还是很累，仿佛没睡……

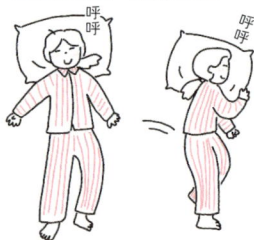

呼呼

呼呼

关于睡眠，我们真的需要展开讲讲。

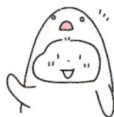

中式睡眠原理

阴阳打工人

睡觉和醒来的生理活动，是身体里的阴阳消长、出入变化所引起的。"**阳入于阴则寐，阳出于阴则寤。**"这就是中医眼里的睡眠原理。

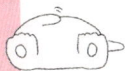

在讨论睡眠原理时，我们可以把"阴"理解为身体里的一片湖泊，"阳"则是住在湖泊里的一条小龙，阳气小龙每天都需要出门遛弯，也需要休息充电，这就是它的生活方式。

需要活动时，阳出阴。
阳气小龙腾龙出水，出门活动，人就会醒来。

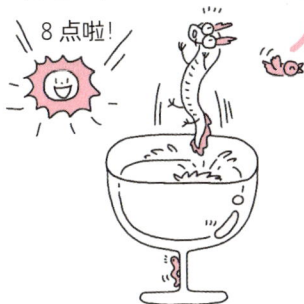

\ 8点啦! /

需要休息时，阳入阴。
阳气小龙入水还湖，回家休息，人就会睡觉。

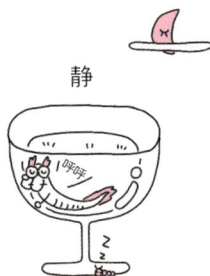

静

呼呼

如果阳气小龙每天开开心心地出门，按时回水里充电，那么，我们的睡眠就处于健康的状态，每天都能精神焕发！

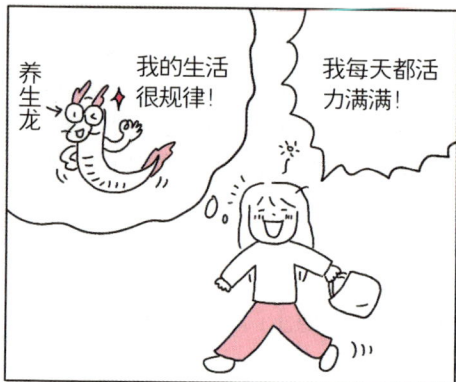

如果湖水太少、外面太好玩、湖面结冰……都会让阳气小龙无法休息，也就是阳无法入阴，这就会造成很多睡眠问题。

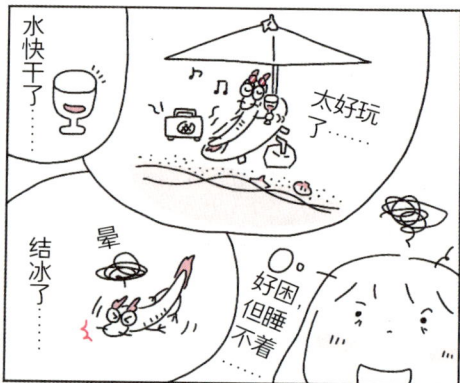

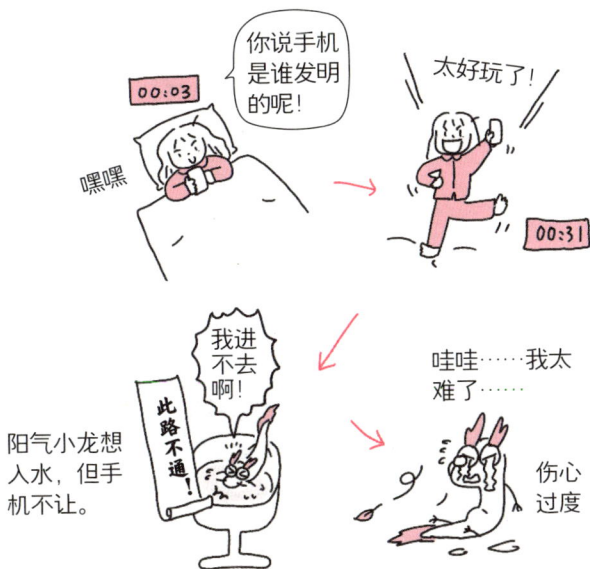

睡眠问题鉴定

① 熬夜冠军
人主动不想睡

00:03

你说手机是谁发明的呢!

嘿嘿

太好玩了!

00:31

我进不去啊!

此路不通!

阳气小龙想入水,但手机不让。

哇哇……我太难了……

伤心过度

② 失眠患者
人被动睡不着

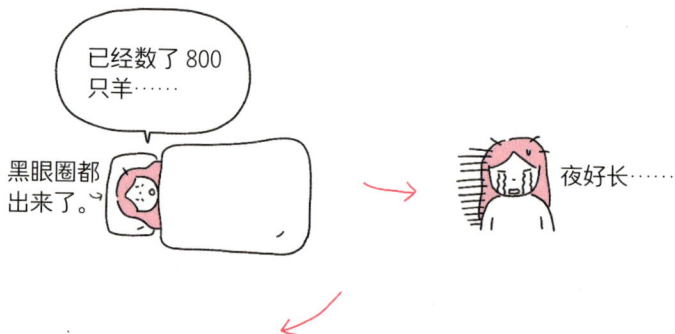

阴的收纳能力不足，湖水不够，小龙无法休息。

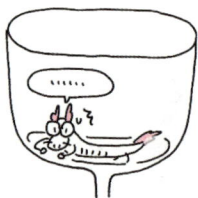

或者

阳气太活跃，小龙拒绝入水休息，还想玩。

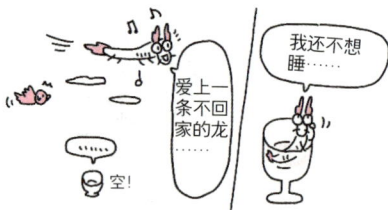

③ 睡眠质量差
睡了仿佛没睡

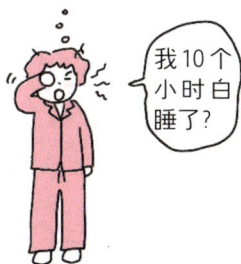

我10个小时白睡了?

在中医眼中，睡眠质量差和失眠是一样的，都是阳气小龙没能完全入于阴导致的。

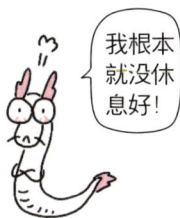

我根本就没休息好!

睡眠问题怎么办？

糟糕，脑子里一片空白！

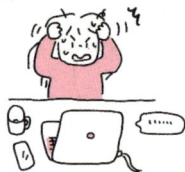

都是熬夜熬的……

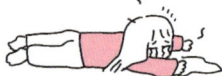

接下来不会是要长痘吧？

脱发？

还是上火？

长胖？

我可信了啊！

先别急着焦虑，睡眠问题，中医都可以解决。

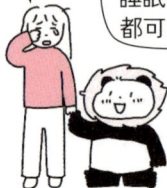

2

经络运行
和作息时间

熬夜患者自救方案

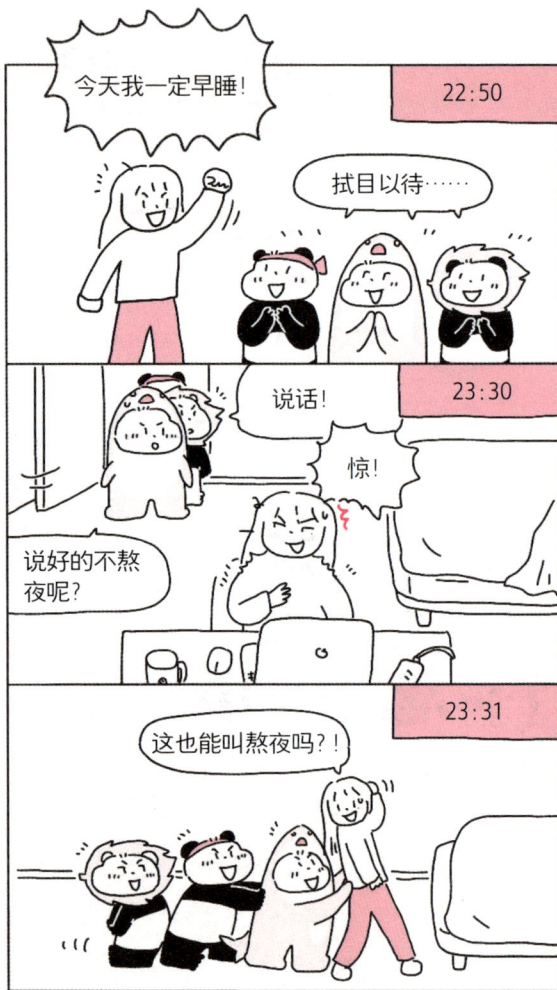

144

几点睡觉算熬夜？

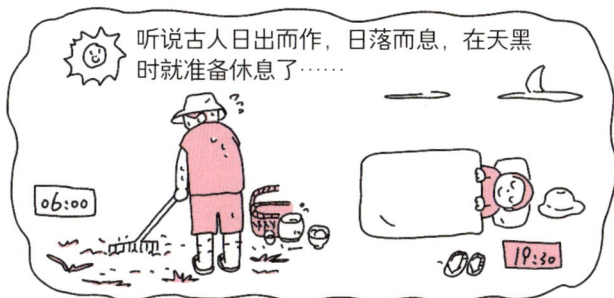

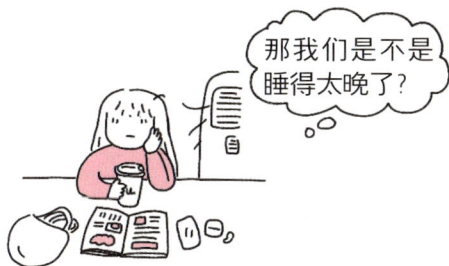

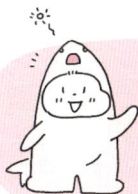

听说古人日出而作，日落而息，在天黑时就准备休息了……

06:00

19:30

那我们是不是睡得太晚了？

其实，熬夜指的不仅是睡觉的时间晚，还包括睡眠时间过少。每天的连续睡眠时间少于7个小时，就算是熬夜。

当代人有自己的生活节奏，也有适合自己的作息时间。

08:00
出发上班

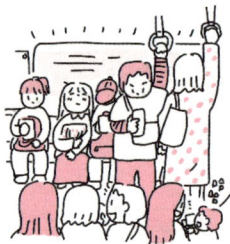

19:00
下班回家
嘟
嘟
嘟

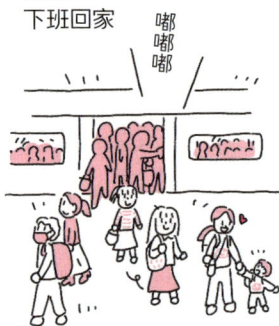

日落而息是不可能的。

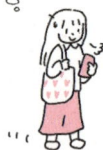

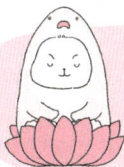

我们的作息时间，要结合当下的社会状态调整，同时，也要符合人体的节律。

人体的每条经络都有各自运行最活跃的时间，依循经络活动安排作息时间，就不会出问题。

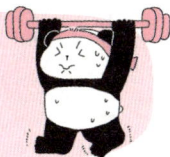

适合当代青年的养生十二时辰已经为你准备好了，请看下一页！

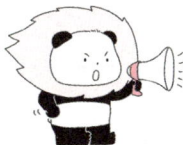

当代青年养生十二时辰

子时

梦到升职加薪

呼呼

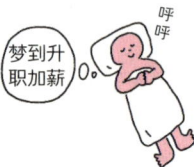

23:00—次日01:00 **胆经**工作时间
要进入熟睡，胆经才能进行保养。

丑时

深度睡眠中……

呼呼

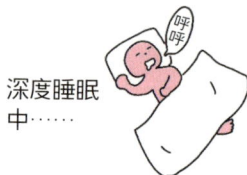

01:00—03:00 **肝经**工作时间
要处于深睡眠中，肝经才能进行保养。若工作确实需要熬夜，就一定要做好身体养护。

寅时

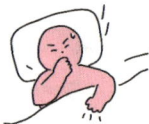

03:00—05:00 **肺经**工作时间
有早醒问题的人更应该注意肺气的养护。

卯时

我也太棒了！

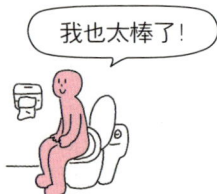

05:00—07:00 **大肠经**工作时间
在早上 7 点之前能顺利排便的人，是大肠经冠军！

辰时

这个包子真好吃！

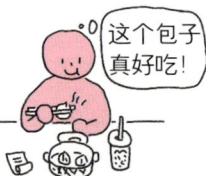

07:00—09:00 **胃经**工作时间
最好在此期间吃完早餐，吃完可以稍微按摩腹部。

巳时

一边工作，一边养生！

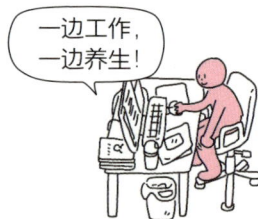

09:00—11:00 **脾经**工作时间
此时推荐按摩腿部内侧脾经，对消减水肿、改善过敏症状有效哟！

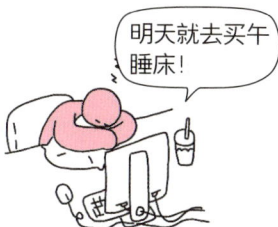

午时 明天就去买午睡床！

11:00—13:00 **心经**工作时间
此时最好午睡 30 分钟，超级养心！

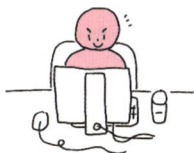

未时

13:00—15:00 **小肠经**工作时间
这是小肠吸收养分的时间，过了这段时间，肠胃的功能就开始减弱。

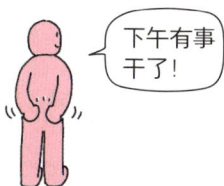

申时 下午有事干了！

15:00—17:00 **膀胱经**工作时间
可以多敲打臀部、大腿后侧，帮助疏通膀胱经。

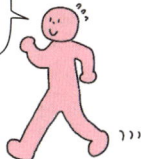

酉时 再坚持一会儿就能下班了！

17:00—19:00 **肾经**工作时间
适当运动，有助于肾经保养。

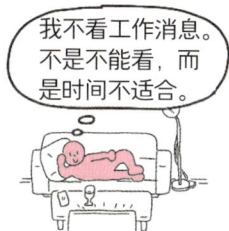

戌时 我不看工作消息。不是不能看，而是时间不适合。

19:00—21:00 **心包经**工作时间
血液循环速度加快，此时血压升高，应该让情绪和身体保持稳定。

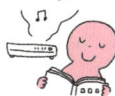

亥时 真惬意

21:00—23:00 **三焦经**工作时间
是人体免疫系统休息与修复的时间，可以听音乐、洗澡。

真的存在熬夜天才吗?

所以,晚上 11 点至次日 7 点睡觉,是最适合当代养生人的作息。既符合人体的节律,又不容易被打扰。

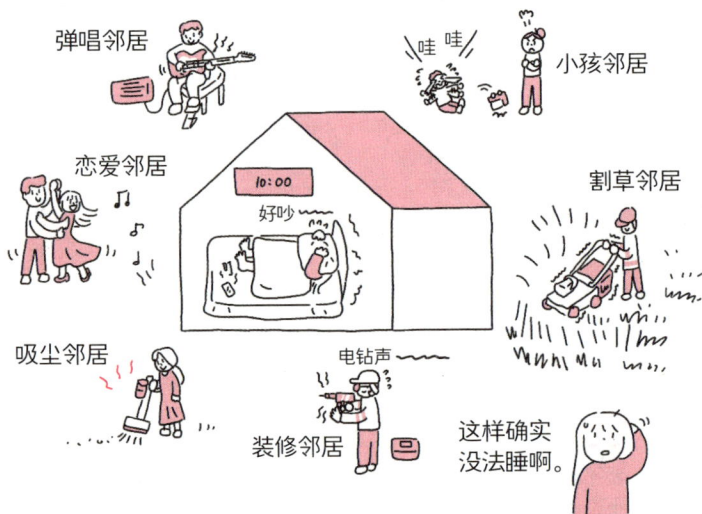

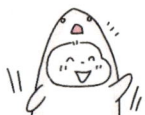

弹唱邻居

哇 哇

小孩邻居

恋爱邻居

割草邻居

10:00

好吵

吸尘邻居

电钻声

装修邻居

这样确实没法睡啊。

问:我每天凌晨 4 点睡觉,中午 12 点醒……但我都能睡够时间,并且睡眠质量好,醒来后精力充沛、没有不适,这行吗?
答:中医建议"按时作息",这样才符合天地阴阳的规律。如果实际难以做到,也尽量保证每日规律睡眠吧。

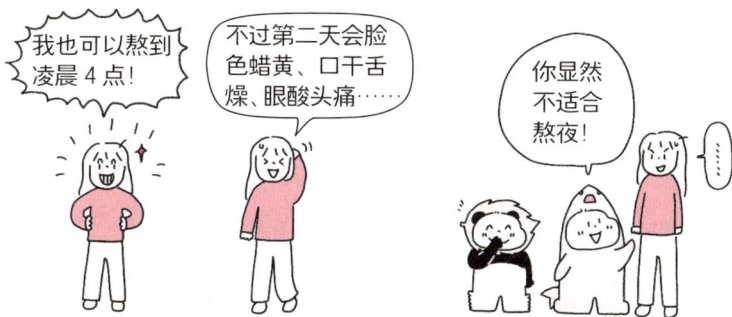

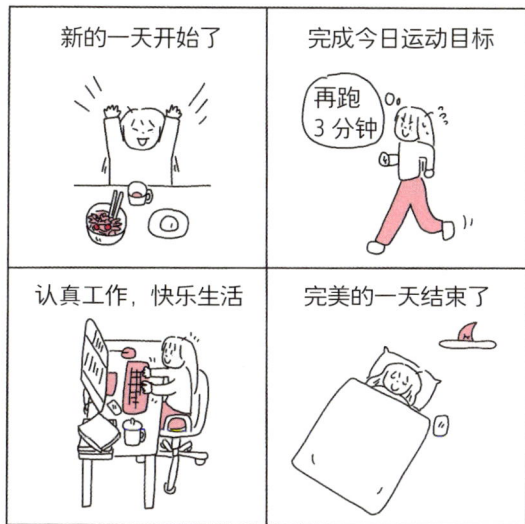

熬夜危害集合

上火

人已经困了，却强行不睡觉，阳气小龙也就迟迟无法入水休息。阳气小龙很疲劳，就会上火。第二天，人的身体很可能会出现各种不舒服的情况。

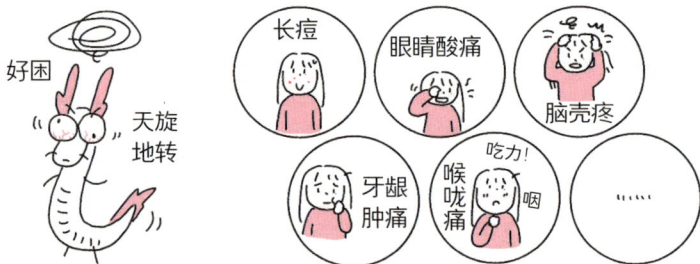

好困
天旋地转

长痘

眼睛酸痛

脑壳疼

牙龈肿痛

喉咙痛 吃力！ 咽

……

阴阳紊乱

熬夜最大的危害，就是会使身体里的阴阳紊乱。长期熬夜，会破坏身体里的阴阳秩序，从而导致身体各个功能部门的运行变得不顺畅。

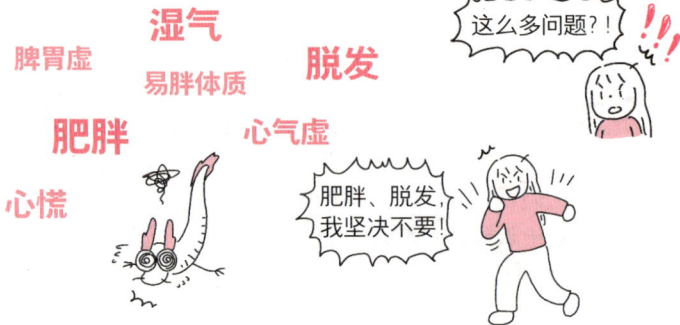

脾胃虚

湿气
易胖体质

脱发

肥胖
心气虚

心慌

这么多问题？！

肥胖、脱发，我坚决不要！

熬夜危害解决大会

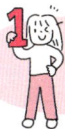 如果只是偶尔熬夜，我们可以采取以下方式来轻松解决。

先去火

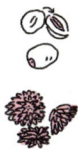 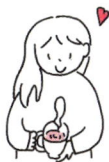

用菊花、莲子心泡水喝，可以有效去火，消除不适症状。

再运动

偶尔熬夜后的第二天，适当运动一下，有利于疏通经络，激发阳气小龙的精神状态。阳气小龙玩累了，就会主动入水，这样可以帮助我们在第二天晚上睡得更好。

推荐低强度或中等强度的运动

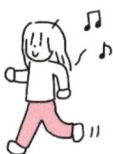
慢跑

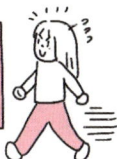
快走

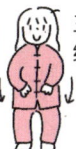
八段锦

主打一个缓慢……

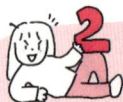

对长期熬夜、想养成早睡习惯的女性来说，中医也有解决方案。

安神食补

让阳气小龙不再亢奋

人长期熬夜，身体里的阳气小龙也就会长期亢奋，忘记了原本的作息规律。所以，我们要吃一些安神的东西，让自己早睡，让阳气小龙平静下来。

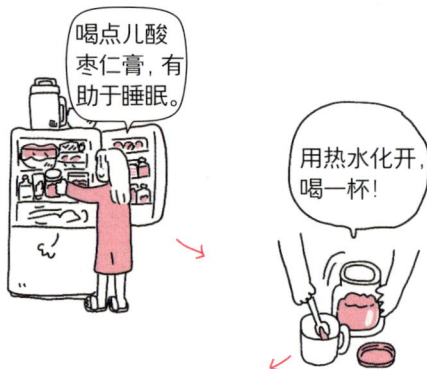

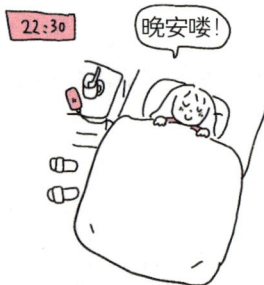

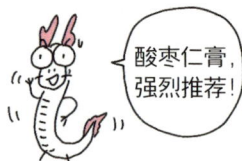

喝点儿酸枣仁膏，有助于睡眠。

用热水化开，喝一杯！

22:30

晚安喽！

酸枣仁膏，强烈推荐！

循序渐进

逐渐养成早睡习惯

我就看 10 分钟，最多半个小时就睡……

结果……2 个小时过去了……

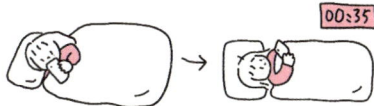

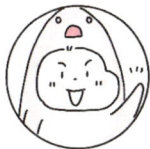

`00:35`

行为心理学认为，一个人的新习惯的形成和巩固至少需要 21 天，也就是说，"早睡"这个行为如果重复 21 天，就可以变成习惯。快试试用 21 天养成早睡习惯吧！

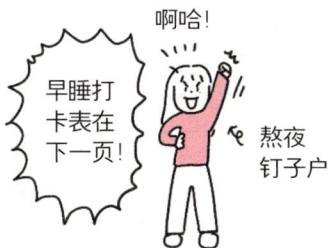

啊哈！

早睡打卡表在下一页！

熬夜钉子户

早睡打卡表，
三周睡眠重塑计划

第一周要领

- 渐进式调整
- 每天提前 15 分钟入睡
- 设定早上的闹钟，禁止拖延起床
- 记录睡眠指标

第一周	睡眠时间记录
星期一	在这里写下你现在的睡觉时间 _____
星期二	比前一天早 15 分钟，记得定闹钟 今天的入睡时间是 _____
星期三	比前一天早 15 分钟 今天的入睡时间是 _____
星期四	比前一天早 15 分钟 今天的入睡时间是 _____
星期五	应该达到预期睡觉时间了吧？还没达到的话，依旧比前一天早 15 分钟 今天的入睡时间是 _____
星期六	已经达到的话，今天延续预期睡觉时间 今天的入睡时间是 _____
星期日	今天的入睡时间是 _____

第二周要领

- 环境优化
- 睡前两小时稍做运动
- 睡前一小时调暗灯光
- 睡前读纸质书

第二周	睡眠时间记录
星期一	维持预期睡觉时间，今天的入睡时间是 _____
星期二	维持预期睡觉时间，今天的入睡时间是 _____
星期三	维持预期睡觉时间，今天的入睡时间是 _____
星期四	维持预期睡觉时间，今天的入睡时间是 _____
星期五	维持预期睡觉时间，今天的入睡时间是 _____
星期六	维持预期睡觉时间，今天的入睡时间是 _____
星期日	维持预期睡觉时间，今天的入睡时间是 _____

第三周	睡眠时间记录
星期一	维持预期睡觉时间，今天的入睡时间是_____
星期二	维持预期睡觉时间，今天的入睡时间是_____
星期三	维持预期睡觉时间，今天的入睡时间是_____
星期四	维持预期睡觉时间，今天的入睡时间是_____
星期五	维持预期睡觉时间，今天的入睡时间是_____
星期六	维持预期睡觉时间，今天的入睡时间是_____
星期日	好习惯养成了！

一个能早睡的人，做什么都会成功！

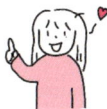

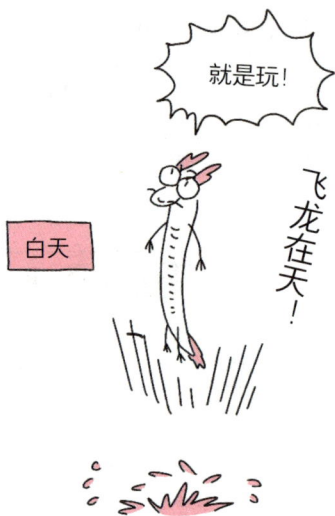

白天

就是玩！

飞龙在天！

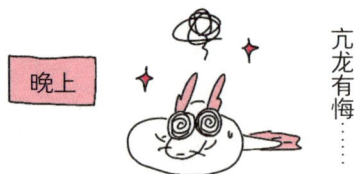

晚上

亢龙有悔……

阴气、阳气和失眠

告别无效睡眠

睡不好鉴定局

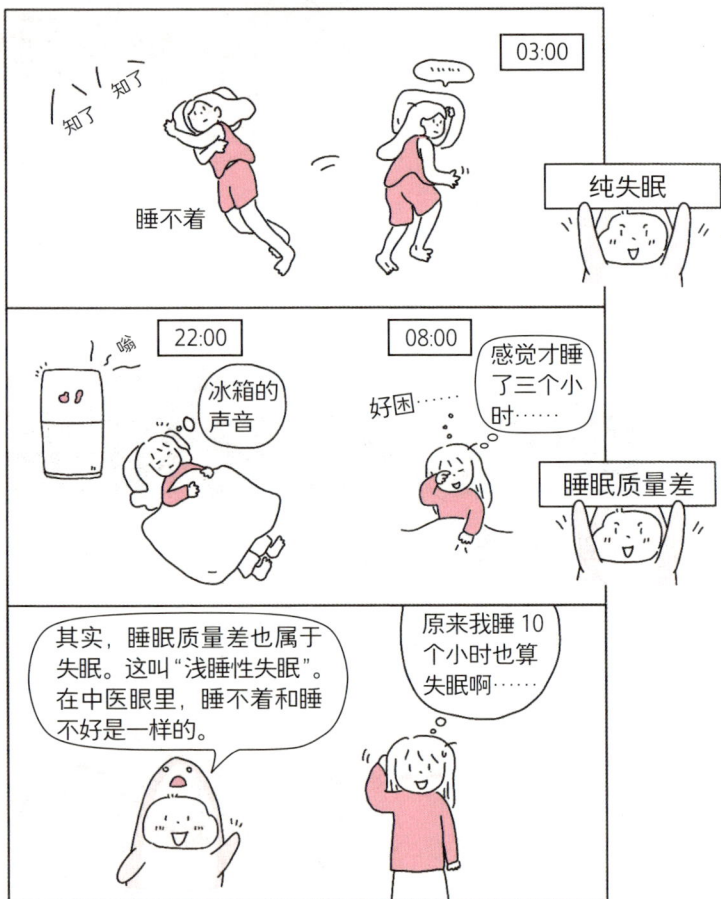

失眠但不摆烂，中医自有方法

不管是失眠还是浅睡性失眠，都是阳气无法入阴，或者无法完全入阴，阳气小龙睡不好，从而导致的睡眠节律失控。

看起来不简单啊……

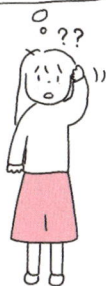

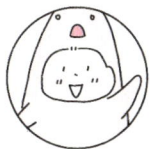

？？？

要解决失眠问题，首先需要判断自己的失眠从何而来。
☐ 阳气太亢奋
☐ 阴气太匮乏

如果阳气太亢奋

阳气小龙可能半夜还在玩。

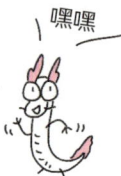

我最近在学习舞蹈。

嘿嘿

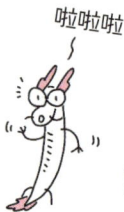

啦啦啦

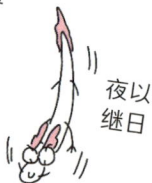

夜以继日

也可能虽然睡了，却还在疯狂想玩。

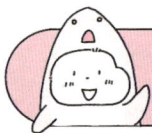

下个月想去趟东海。

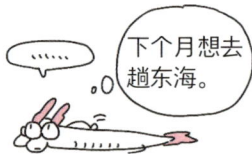

这时，人就会睡不着、多梦常醒、似睡非睡，或者睡醒后还是很累。

再来十串烤肉！

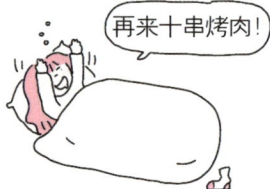

解决方法
让阳气小龙别那么兴奋

好物推荐

酸 枣 仁 膏

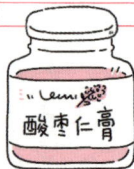

你就尝一口！

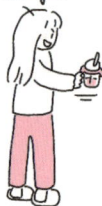

你别过来！

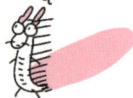

如果阴气太匮乏

湖泊水量不够，阳气小龙
可能无法完全入水休息。

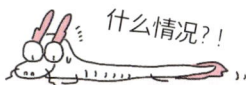

什么情况?!

这时，人就会精神
兴奋，虽然失眠，
但完全不觉得累。

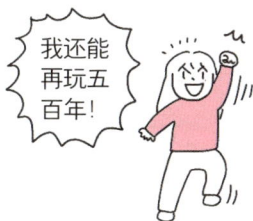

我还能
再玩五
百年!

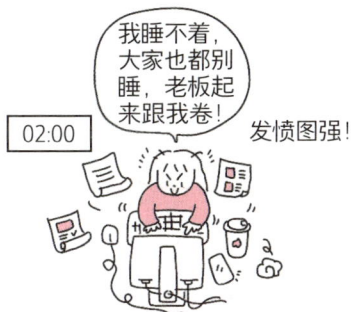

我睡不着，
大家也都别
睡，老板起
来跟我卷!

02:00

发愤图强!

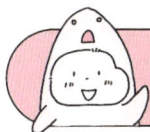

解决方法
让湖泊水量涨回来

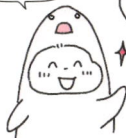

好物推荐

滋 阴 好 茶

泡茶喝

玉竹 5 g

百合干 5 g

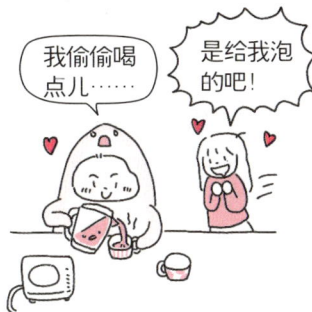

我偷偷喝
点儿……

是给我泡
的吧!

我的睡姿会说话！

和面容、外貌一样，我们的睡姿也预示着身体里可能出现的状况。

🌷 **喜欢举起双手睡觉**
这个姿势有助于呼吸，用这个姿势睡觉说明呼吸可能不畅，有可能是心肺气虚。

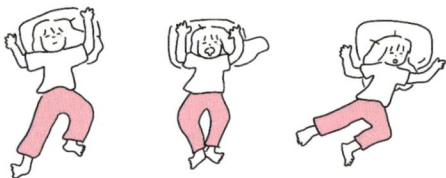

🌷 **喜欢蜷缩起来睡觉**
蜷缩起来可以保暖，这个睡姿说明体质可能偏寒。

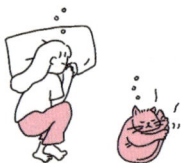

🌷 **喜欢朝右侧睡觉**
这个姿势不压迫心脏，可能说明心脏功能比较弱。

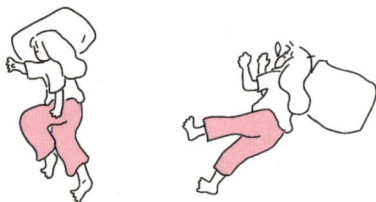

🌷 **喜欢朝左侧睡觉**
这个姿势不压迫肝胆，说明肝胆功能可能不好。

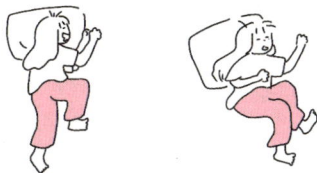

🌷 **喜欢趴着睡觉**
这个姿势方便排痰，说明可能有肺火。

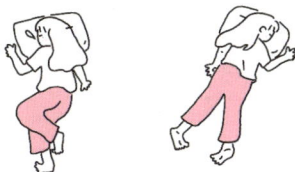

🌷 **喜欢双手交叉在胸前睡觉**
这个姿势类似防御姿态，说明心理、情绪可能有一些问题。但长期这样睡，容易压迫心肺，需要引起注意。

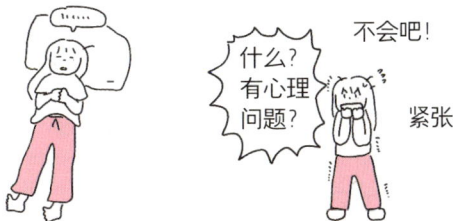

什么？
有心理
问题？

不会吧！

紧张

哈哈

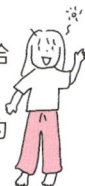

以上是我的
友情出演。

这些睡姿只是提示身体有**可能**出现什么问题而已，不能当作诊断依据哟！如果没有相关症状，左、右、仰卧位睡姿都是正常的，手应该自然摆放在身体两侧。

睡眠在于运动!
中式好运动合集

这些是我们熊猫医馆推荐给养生青年的好运动。每种运动都有不同的分值,如果你每天都能达到 60 分,那么你的睡眠质量应该很不错。

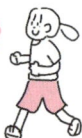

慢跑 20 分钟

50 分

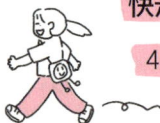

快走 20 分钟

40 分

运动强度虽然小,但是有通畅经络的作用呢!

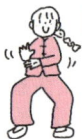

打太极 30 分钟

20 分

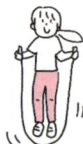

跳绳 20 分钟

70 分

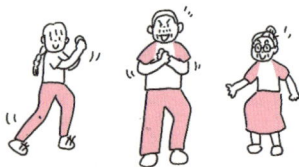

逛公园 30 分钟

30 分

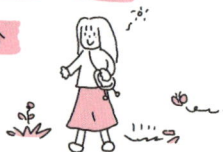

跳操 20 分钟　　60 分

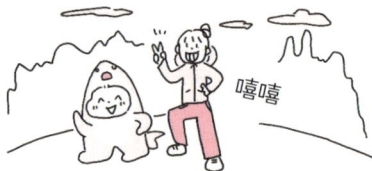

爬山

70 分

嘻嘻

八段锦

50 分

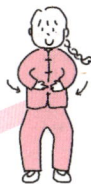

预备式
屈膝下蹲，掌抱腹前，
呼吸自然，心神宁静，
意守丹田。

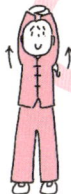

双手托天
理三焦

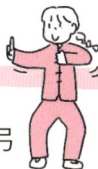

左右开弓
似射雕

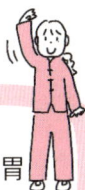

调理脾胃
须单举

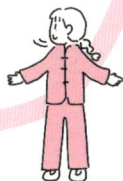

五劳七伤
往后瞧

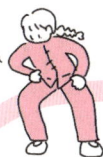

摇头摆尾
去心火

两手攀足
固肾腰

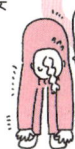

好痛！

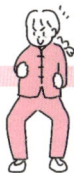

攒拳怒目
增气力

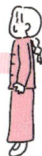

背后七颠
百病消

↑ 提踵
↓ 颠足

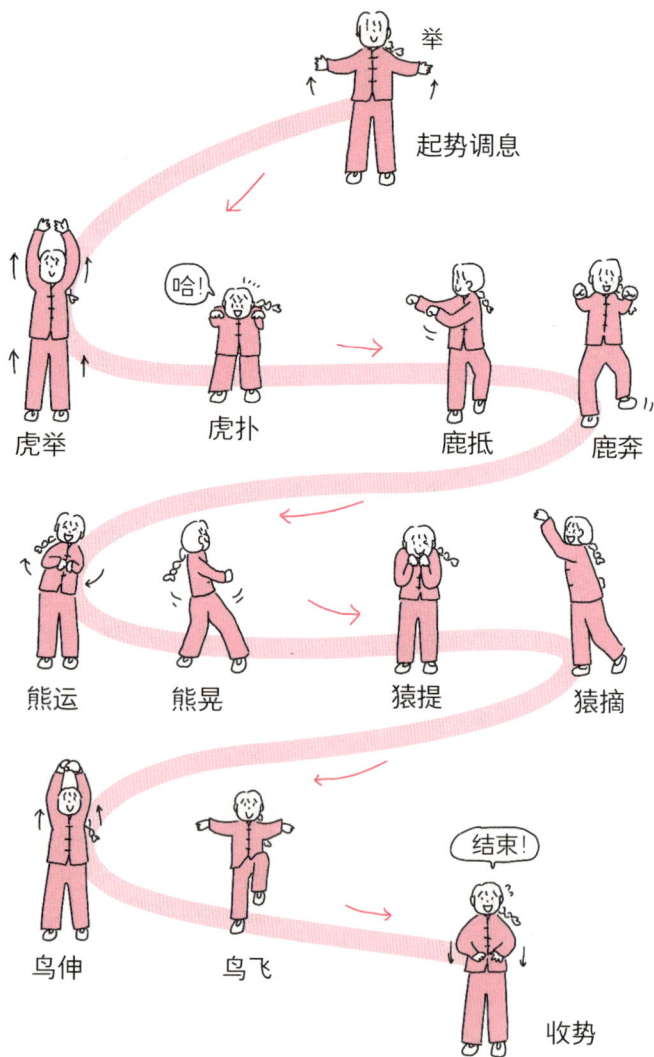

五禽戏

50 分

举

起势调息

虎举

哈!

虎扑

鹿抵

鹿奔

熊运

熊晃

猿提

猿摘

鸟伸

鸟飞

结束!

收势

168

从今天起……

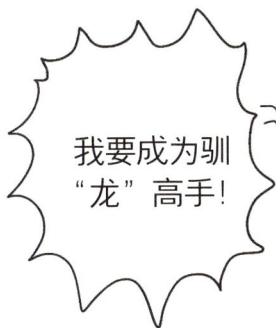

我要成为驯"龙"高手!

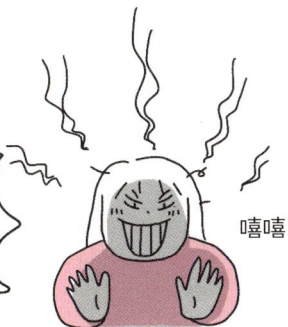

嘻嘻

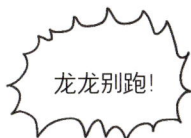

龙龙别跑!

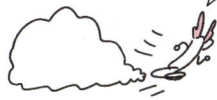

在下先走一步!

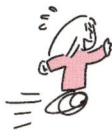

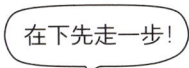

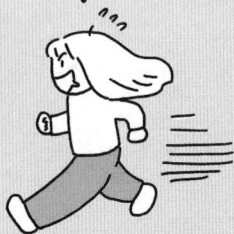

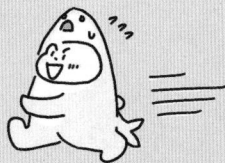

第四章

酸苦甘辛咸，五味里的养生法则

跟着《黄帝内经》重塑饮食习惯

呵呵……

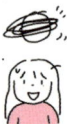

我的人生没多长，我尝试过的减脂饮食法却很多，加起来可以写满两本笔记本！

比如……

哥本哈根减肥法

地中海饮食

多睡觉减肥法

断碳法

明星同款戒糖法

高蛋白减肥法

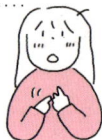

不吃晚饭减肥法

魔鬼蔬菜汤

生酮饮食

碳循环减肥法

16+8 断食法

单一食物减肥法

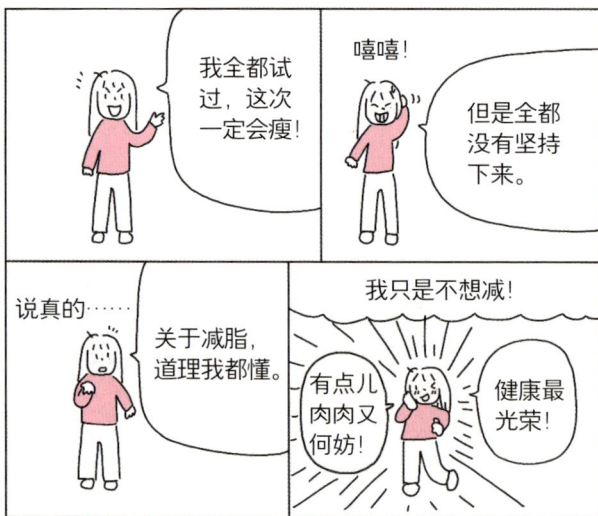

我全都试过，这次一定会瘦！

嘻嘻！

但是全都没有坚持下来。

说真的……

关于减脂，道理我都懂。

我只是不想减！

有点儿肉肉又何妨！

健康最光荣！

可是，健康饮食也有好多讲究，健康法则们再次包围了我！

可是问题又来了！

晕头转向

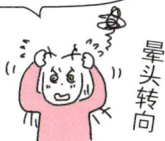

①据说要少吃碳水

不安……

不行啊，碳水吃少了，月经都不准了。

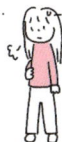

②白人饭，简单干净又方便

一根胡萝卜

两片吐司

一块西蓝花

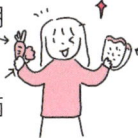

可是，生吃蔬菜，怎么吃得我总拉肚子啊……

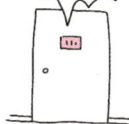

③顺应时令，多吃野菜

蕨菜

荠菜

吃完野菜，我大爆痘啊……

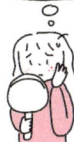

④多吃水果，可以补充维生素C，让我变白变漂亮

怎么没变白，还变胖了！

重了2斤！

天塌了！

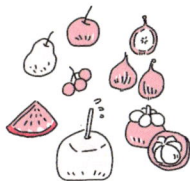

⑤吃外卖又贵又不新鲜，有空要自己做饭呀

嗝

我买了一周的菜，花了300块，一顿全吃光了，给自己气笑了，哈哈……

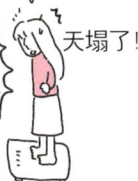
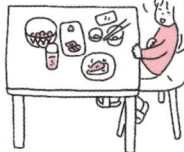

总之，好好吃饭，没那么简单。

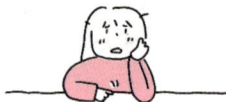

关于好好吃饭，我不仅做不到……

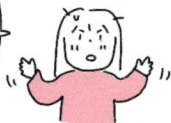

就连道理也不懂！

1

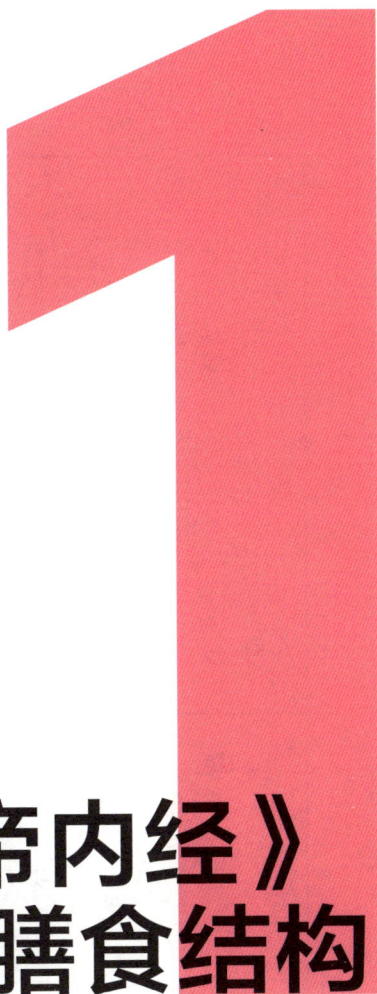

《黄帝内经》
给的膳食结构

懂了这些再上"吃饭大学"

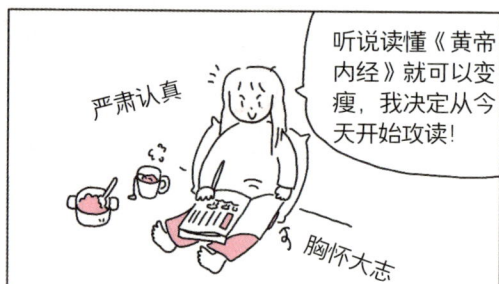

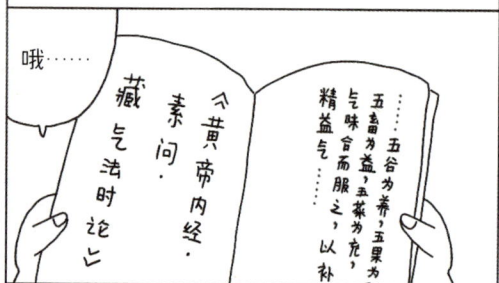

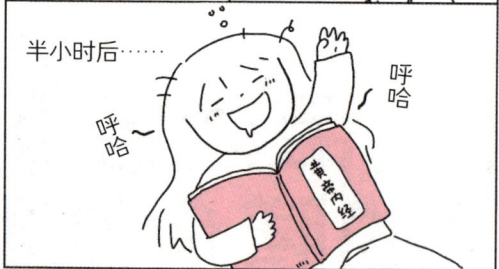

食材你好，很高兴重新认识你！

你好你好！

请多指教！

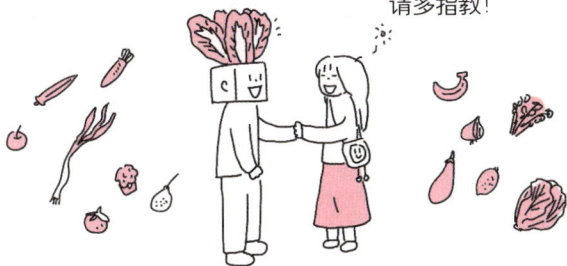

五谷为养，五果为助，五畜为益，五菜为充，气味合而服之，以补精益气。这是《黄帝内经》帮我们制定的饮食结构。

五谷、五果、五畜、五菜，这些都是指什么？

原来你连这个都不知道……

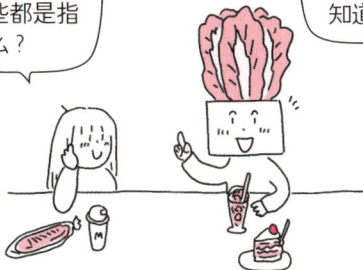

在此，五谷泛指主食碳水类食物，五畜泛指肉类食物，五菜泛指蔬菜类食物，五果泛指水果类食物。

五谷为养

杂粮、米饭、面条、年糕、米线、饵丝、糍粑、馒头、黄豆、芋头、土豆、莲藕、红薯……

注意！红烧牛肉里的土豆、芋儿鸡里的芋头、烤鱼里的藕片，也属于主食！

比如

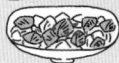

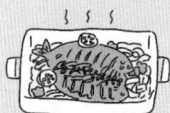

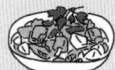

天塌了，土豆丝不是菜？！

了什么？

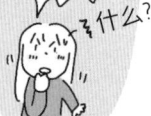

五畜为益

牛肉、猪肉、羊肉、鸡肉、鸭肉、鱼类、海鲜……

哞

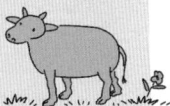

……

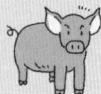

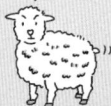

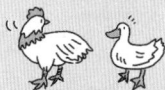

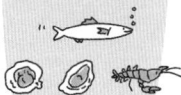

五菜为充

《本草纲目》中说:（**五菜为充**）**所以辅佐谷气，疏通壅滞也。**蔬菜可以补充营养，帮助五谷消化。

五果为助

水果在饮食结构中主打辅助位。水果可以帮助其他食物消化，帮助平衡其他食物的偏性。

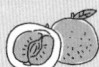

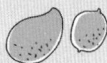

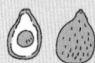

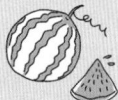

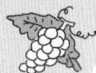

中医眼中的健康饮食结构

全天饮食总量配比

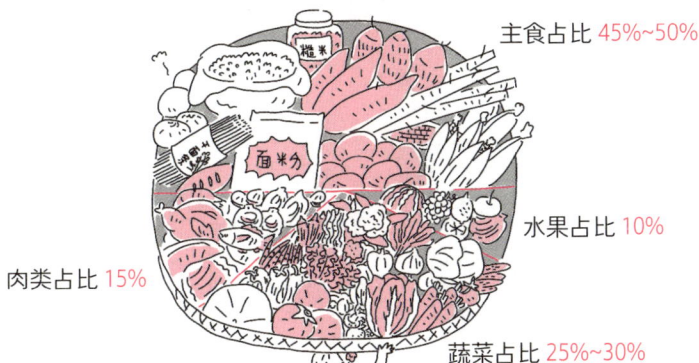

主食占比 45%~50%

水果占比 10%

肉类占比 15%

蔬菜占比 25%~30%

啊？每顿饭都要按照这个比例分配吗？

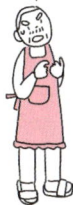

大脑CPU烧了！

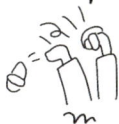

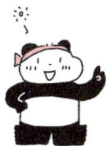

不用害怕，中医并不苛求每顿饭的构成比例。别忘了，中医讲究的是"总体思维"，只要我们总体上是按照这个比例吃饭的，营养均衡，那就可以了。

然而……

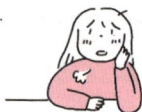

学会了健康饮食结构的知识，依然不知道该怎么吃饭……

主食碳水不能少，水果不能多，会不会越吃越胖？

一个女孩子吃这么多米饭？

管好你自己！

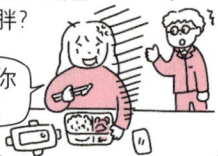

又要吃得饱，又要身材好，这有可能吗？

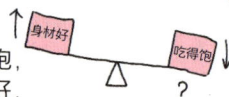

身材好 吃得饱

就像平衡食欲和理智一样困难！

时令野菜到底能不能吃？

可以买到蒲公英……

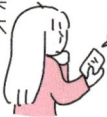

养生，就是告别重口味？

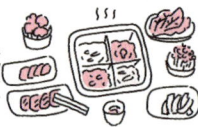

无法告别！

咽口水

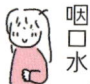

这些问题，我们都要好好聊聊！

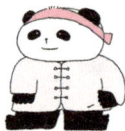

味道里的
养生法则

问问我的"心"想吃什么

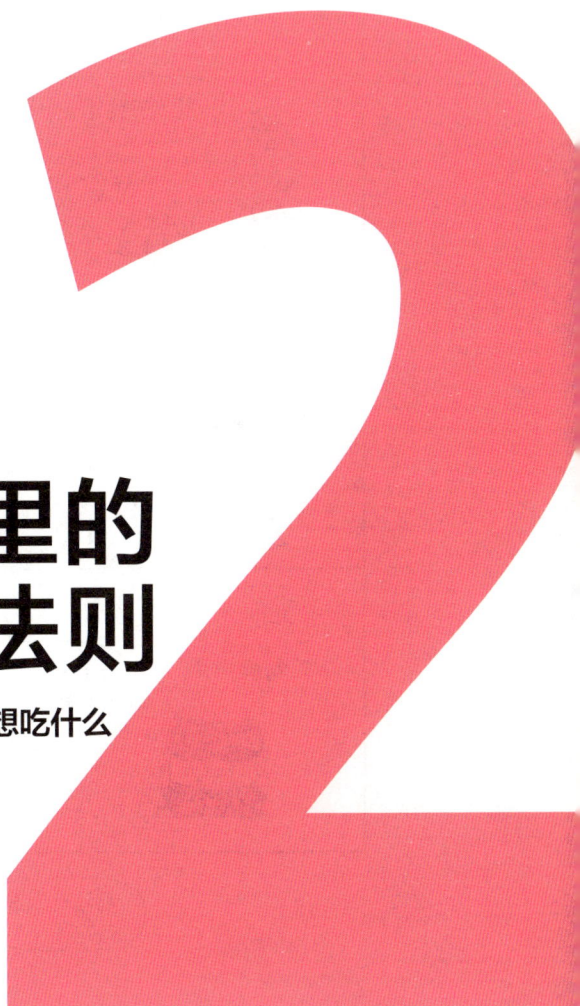

2

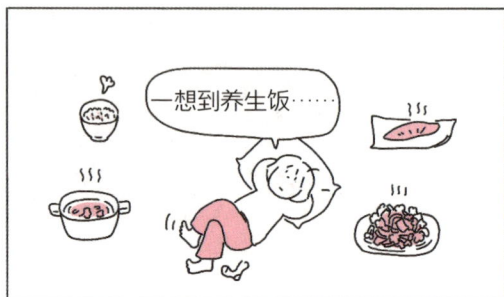

没滋没味

清汤寡水

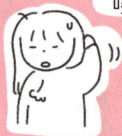

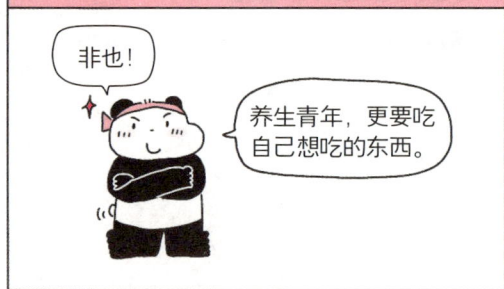

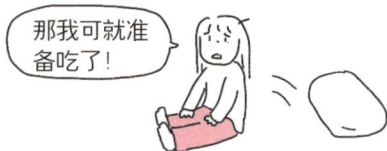

五味和五脏，竟然是天选好搭档！

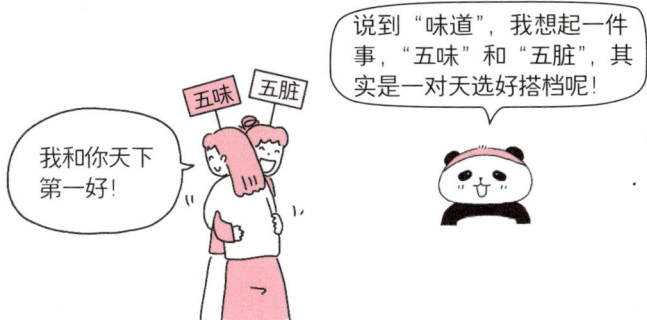

说到"味道"，我想起一件事，"五味"和"五脏"，其实是一对天选好搭档呢！

我和你天下第一好！

五味　五脏

食物有五味，分别对应着五脏。五味都有"药"的特性，可以补充五脏的需要，协调五脏的阴阳平衡。

是的，"味道"也可以养生。

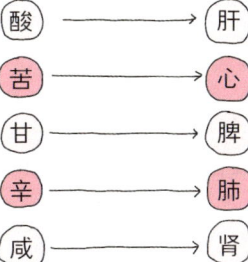

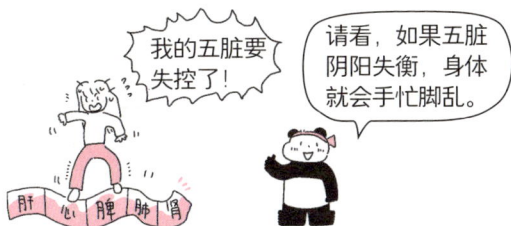

酸 ⟶	肝
苦 ⟶	心
甘 ⟶	脾
辛 ⟶	肺
咸 ⟶	肾

我的五脏要失控了！

请看，如果五脏阴阳失衡，身体就会手忙脚乱。

肝 心 脾 肺 肾

"我想吃的味道"里，藏着高级的人类本能！

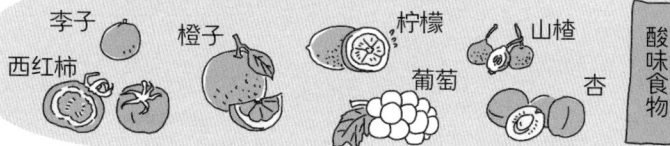

李子　橙子　柠檬　山楂
西红柿　葡萄　杏

酸味食物

苦
苦入心，苦味食物大多性偏寒凉，有清热解毒的作用，还可调节肝、肾功能。心脏不好的人适合吃点儿苦味食物。心主神明，负责思维活动，调控血液，营养全身。

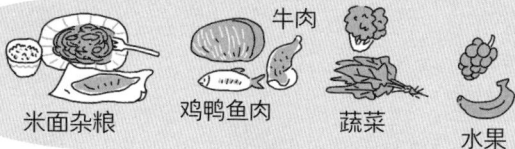

牛肉
米面杂粮　鸡鸭鱼肉　蔬菜　水果

甘味食物

辛
辛归肺，走气，可起发散、行气、活血的作用。有肺脏疾病的人宜多吃一些辛味食物。肺负责调节呼吸功能，协助排泄功能（大便排泄和皮肤毛孔排泄）。

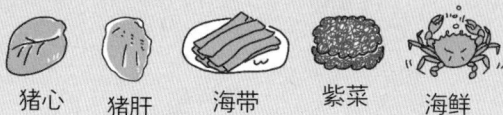

猪心　猪肝　海带　紫菜　海鲜

咸味食物

184

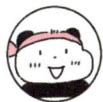

我们的身体，有着神秘又高级的本能。如果你当下特别想吃某种味道的食物，那可能说明，这是身体对应的部门在主动养生。

酸

酸入肝，有收敛固涩、健脾开胃的功能，并能调理肝脏功能，提高钙、磷的吸收率，所以，需要补钙的人群可以适当吃一些酸味食物。肝负责辅助消化、调节情绪、协调内分泌和生殖。

苦味食物

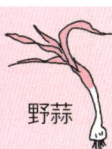

野蒜

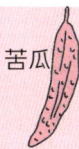

苦瓜

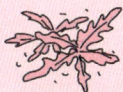

苦菜

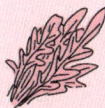

芝麻菜

甘

甘入脾，可以补养气血、解除疲劳、调和脾胃、缓急止痛。脾负责人体消化、调节免疫力、防护脏器下垂和血液外溢等。

辛味食物

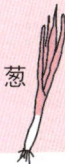

葱

姜

蒜

洋葱

辣椒

咸

咸入肾，可以调节水盐代谢，增强体力和食欲。肾虚的人可以适量吃咸味食物，有助于引导补品入肾。肾负责人体的生长、发育、生殖、水液代谢（主要指尿）、骨骼养护等。

举个例子

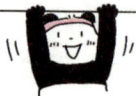

甘入脾，多数小孩总想吃糖，正是因为小孩容易脾虚。

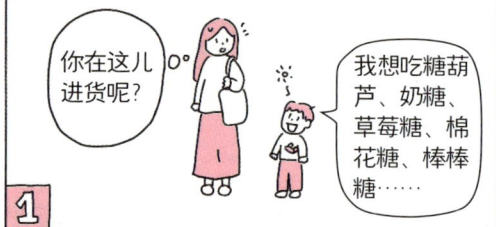

你在这儿进货呢？

我想吃糖葫芦、奶糖、草莓糖、棉花糖、棒棒糖……

1

咸入肾，当爸爸妈妈做的饭越来越咸，有可能不是他们犯糊涂，而是肾气衰弱，本能地想吃咸的东西。

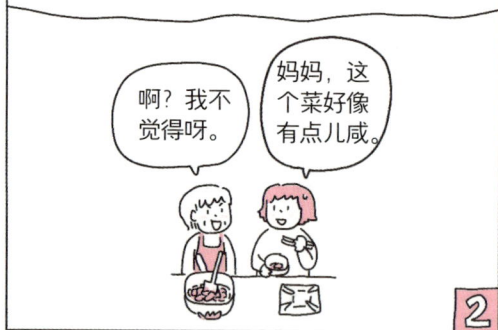

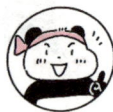

啊？我不觉得呀。

妈妈，这个菜好像有点儿咸。

2

"我想吃这个味道，就吃这个味道！"
适当顺应身体的需要，也是中医的饮食智慧。

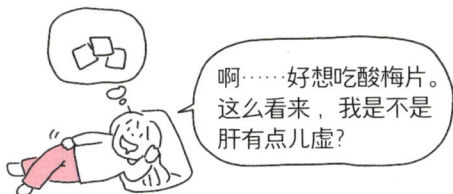

啊……好想吃酸梅片。这么看来，我是不是肝有点儿虚？

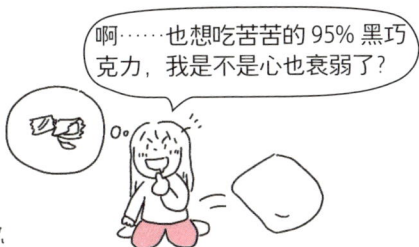

啊……也想吃苦苦的95%黑巧克力，我是不是心也衰弱了？

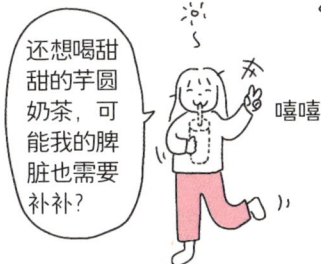

还想喝甜甜的芋圆奶茶，可能我的脾脏也需要补补？

嘻嘻

憋笑

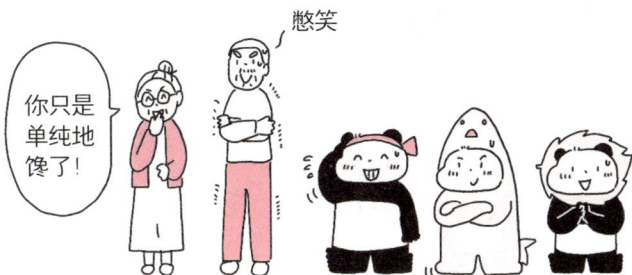

你只是单纯地馋了！

冷静点儿！请看五味的适量原则

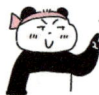

五味吃得过度，也会损害五脏的协调关系。

中医讲究的是"适度"

　　想吃甜，不代表要吃很多超级甜的东西；想吃酸，也不能肆无忌惮地吃很多酸梅片。任何东西吃太多，都会影响平衡。

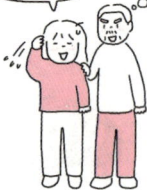

那今天先不吃全辣宴了……

只是今天吗？

味过于酸

肝气以津，脾气乃绝

过食酸味，会伤脾，易引起消化功能紊乱，诱发胃肠道痉挛，损伤胃黏膜。

味过于苦

脾气不濡，胃气乃厚

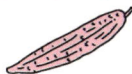

过食苦味，会引起消化不良、食欲不振、胃痛胃胀等症状。

味过于甘

心气喘满，色黑，肾气不衡

过食甘味，会滋腻脾胃，产生痰湿，还可能引起血糖升高，诱发心血管疾病和代谢疾病，进而影响肾脏功能。

味过于辛

筋脉沮弛，精神乃央

过量摄入辛味食物不仅可导致阴气外泄，精神萎靡不振，还会引起消化道紊乱症状。

味过于咸

大骨气劳，短肌，心气抑

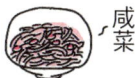

咸菜

过食咸味，会升高血压、导致血管硬化，影响心脏功能；增加肾脏负担，引起水肿。

那我每种都只吃一点点。

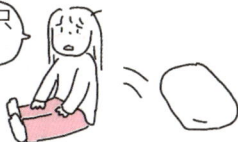

别误会！食物本味可能不是你想的那样

食物本味

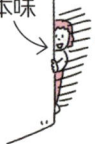

爱跟干饭人躲猫猫

很多食物调味过重，吃起来不一定是它的"本味"。调味料会影响我们对食物味道的认知。

好吃！

芋泥球

美味！

豆制辣条

芋头原本味道很清淡，为了让芋泥好吃，商家加入了蔗糖或代糖。

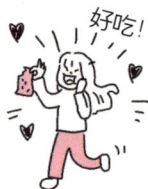

为了让辣条吃起来有肉香味，商家加入了肉味调料。有时为了达到一定的辣度，商家还会加入很多辣椒调味料。其实，豆制品的本味是微微的甜味呀。

调味料可能会让人们忘记食物本来的味道。

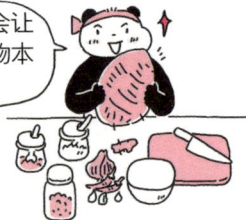

在身体需要甜味食物的时候，我们一口吃掉了代糖芋泥球，但其实并没有吃到身体需要的甜味。在身体需要酸味食物的时候，我们喝了一瓶酸酸的汽水，但里面提供酸味的可能只是酸味剂。在身体需要豆香味食物的时候，我们好像也很少想起用豆子做的辣条……

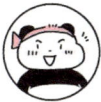

还有可能……我们吃惯了高糖、高油、高盐的食品，习惯了浓重的调味，慢慢地，就不再觉得食物的本味好吃了。

难怪我们每次聚餐，都只会想到重口味的餐厅……好像根本就没有考虑过清淡的菜系呢！

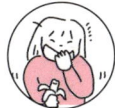

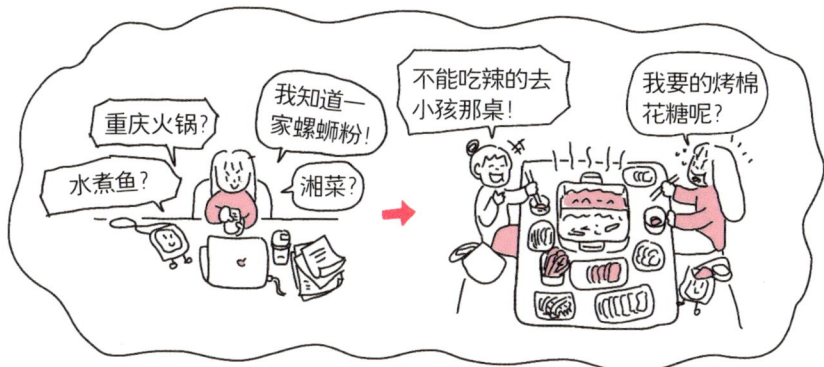

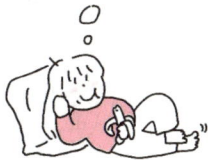

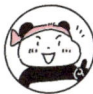

重庆火锅？

水煮鱼？

我知道一家螺蛳粉！

湘菜？

不能吃辣的去小孩那桌！

我要的烤棉花糖呢？

还是要拒绝过度加工，品尝食物本味的！

好好吃饭行动！

所以，我们要怎么重新开始健康吃饭呢？

行动 1　干净饮食

试试简单的调味，其实食物本身的味道很迷人！

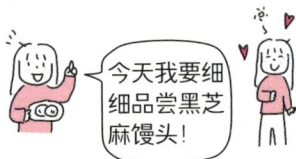

今天我要细细品尝黑芝麻馒头！

行动 2　随心开饭

感受自己的想法，品尝今天想吃的食物。

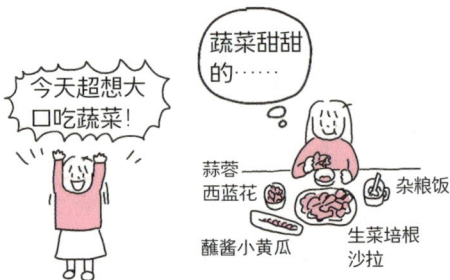

今天超想大口吃蔬菜！

蔬菜甜甜的……

蒜蓉西蓝花

杂粮饭

蘸酱小黄瓜

生菜培根沙拉

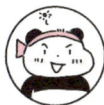

比如，早饭可以这样吃。

甘味
全麦贝果加牛肉

贝果香香有嚼劲，
牛肉嫩嫩超好吃。

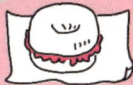

苦味
鲜脆芝麻菜

胡椒盐撒在新鲜芝麻菜上，微苦好上头，根本停不下来！

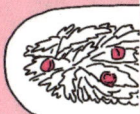

酸味
杏子气泡美式咖啡

酸酸的杏子酱，放进气泡美式咖啡里，超好喝！

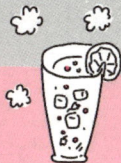

说我是当代汪曾祺，没人有意见吧！

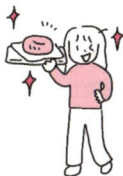

感受自己想吃的味道，去吃食物原本的味道，这就是当代养生青年的吃饭原则。

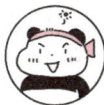

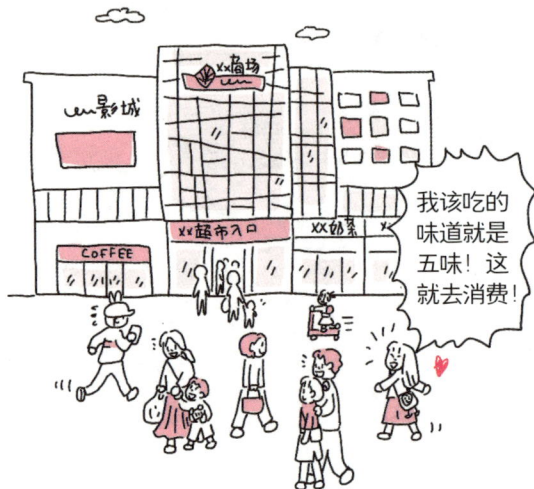

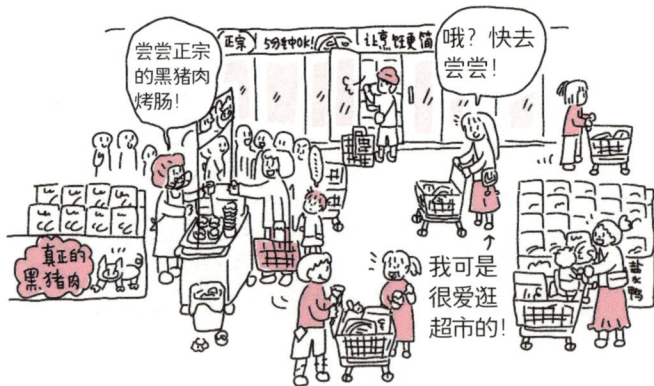

3

脾胃也需要
悠长假期

告别易胖饮食习惯

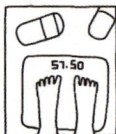 **枸杞**

听说 16+8 轻断食减肥法很有效，从今天开始，我要挑战不吃晚餐 100 天，看我瘦成一道闪电！

2024年8月7日 ···

♡ 11, 小雪, 糖糖, 大玉, 路易斯

大玉: 有点儿意思！

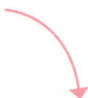 **枸杞**

对不起，晚饭实在太好吃了。

2024年8月9日 ···

♡ 糖糖, 狂徒, 小姑, Acho, kim, 江, 倩倩

小姑: 伙食不错呀！

枸杞 回复 小姑: 又胖了2斤！

老成: ♡♡

大玉: 不是在减肥吗？

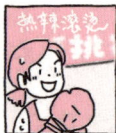 **枸杞**

继续 16+8 轻断食！不过，这次改成不吃早餐。
不吃早餐，怎么不算一种轻断食呢？🌹🌹🌹

2024年8月12日 ···

狂徒: 牛！这次能坚持几天？

糖糖: 真是鬼才！蹲反馈！

枸杞: 不好意思，实在太饿了，发完就吃了3个饭团……

狂徒: ……

糖糖: ……

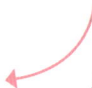 我瘦不下来，难道饭就没有一点儿责任吗？

断食减脂科学吗？

几乎每一个减脂人，都听说过这些方法，也都听说过它们的后果——

不吃晚餐法　坚持晚上不吃饭，后果就是半夜会吃夜宵。

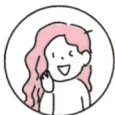

不吃早餐法　早上可以不吃饭，但妈妈说这样对身体不好。

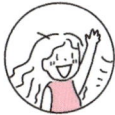

16+8 轻断食法　把进食集中在一天中的 8 小时内，另外 16 小时只喝水或黑咖啡、无糖茶，但真的很饿！

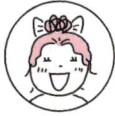

断食日　一周有一天只喝水，不吃饭，后果是第二天会吃八顿饭。

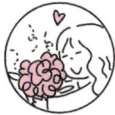

在中医眼中，这些以"轻断食"为核心的减脂方法，到底科学不科学呢？

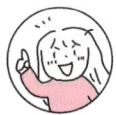

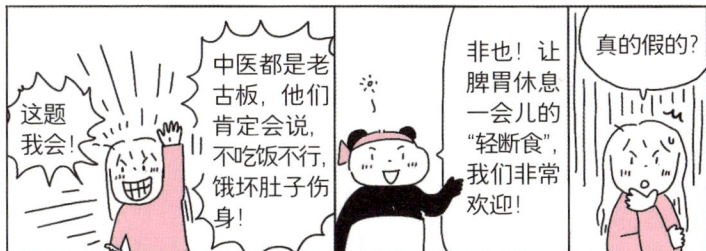

这题我会！

中医都是老古板，他们肯定会说，不吃饭不行，饿坏肚子伤身！

非也！让脾胃休息一会儿的"轻断食"，我们非常欢迎！

真的假的？

当代青年的大问题：真的太极端了！

在"吃"的问题上，当代青年常常剑走偏锋……

如果……

要减脂，就坚持一直饿着；

咕……

满足！

爱吃饭，就总是吃到十分饱！

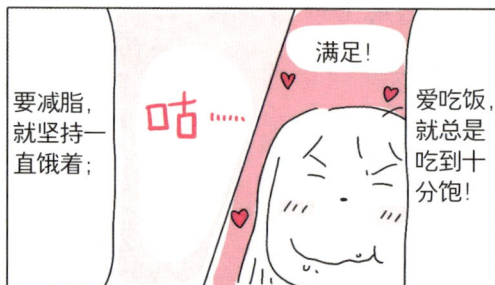

这么极端真的好吗？

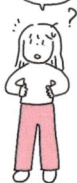

一直饿着，身体所需的营养不足，气血和脾胃都会变得虚弱，也降低了新陈代谢水平，没准会越来越难瘦，还会浑身都不舒服。

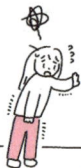

妈！我整个人都不好了！

一直饱着，脾胃长期高速运转，会形成湿气（见本书第二章），也会越来越容易变胖，变成"喝水都胖"的体质。

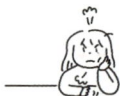

今天没吃饭，上秤还重了半斤。

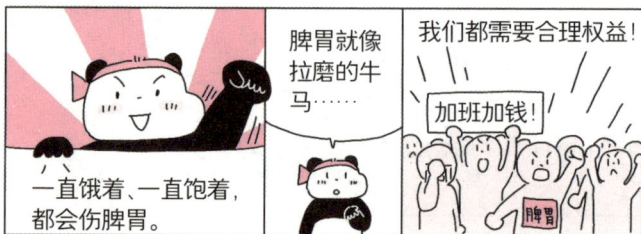

脾胃就像拉磨的牛马……

我们都需要合理权益！

加班加钱！

一直饿着、一直饱着，都会伤脾胃。

脾胃

脾胃需要假期的三大理由

①

当我们习惯暴饮暴食，每天肚子都很饱，脾胃就像 996 的打工人。

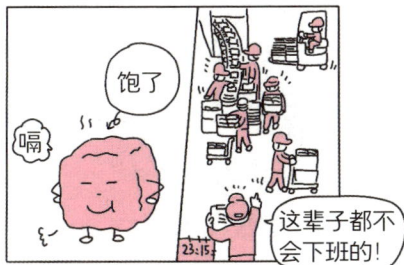

②

当我们习惯一直饿肚子，很少吃饭，脾胃就像拿不到工资的打工人。

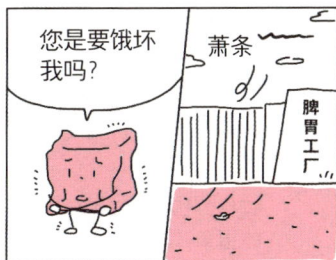

③

只要我们规律饮食，每天还有一段时间空腹不进食，脾胃就像下班早、工资高的打工人，不仅有空吃喝玩乐，还会主动学习专业技能。

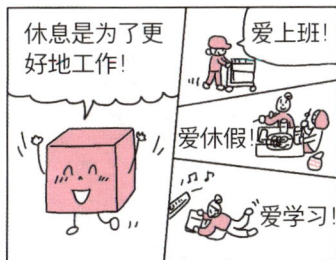

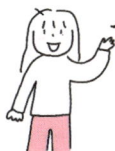

所以，养生青年要认真吃饭，也要让自己偶尔空腹一段时间，才能让脾胃健康运行。

轻断食的本质

为什么以前的中医劝人好好吃饭，现在的中医却说可以轻断食呢？因为，当代人的问题，往往是"过度饮食"。

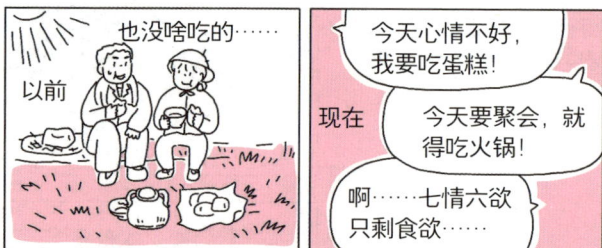

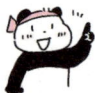

以前
也没啥吃的……

现在
今天心情不好，我要吃蛋糕！
今天要聚会，就得吃火锅！
啊……七情六欲只剩食欲……

这些吃饭习惯，都会增加脾胃负担。

规律吃饭的程小姐吃得停不下来
一日三餐加夜宵，每顿都要吃饱饱！

热爱美食的范小姐吃得博采众长
烤红薯、小川菜、小锅巴……这个也想吃，那个也想吃……

热爱食补的张女士吃得营养过剩
人活着就要吃点儿好的！什么滋补吃什么！

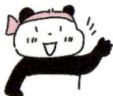

脾胃很娇弱，别给脾胃增加负担。在这个时代，脾胃怕的不是饿，而是一直饱。所以我们推荐轻断食。

中式轻断食法则

中医支持适度的断食法，但要遵循两个原则：有节律，有节制。

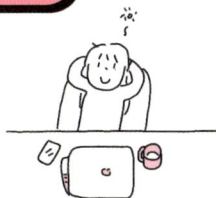

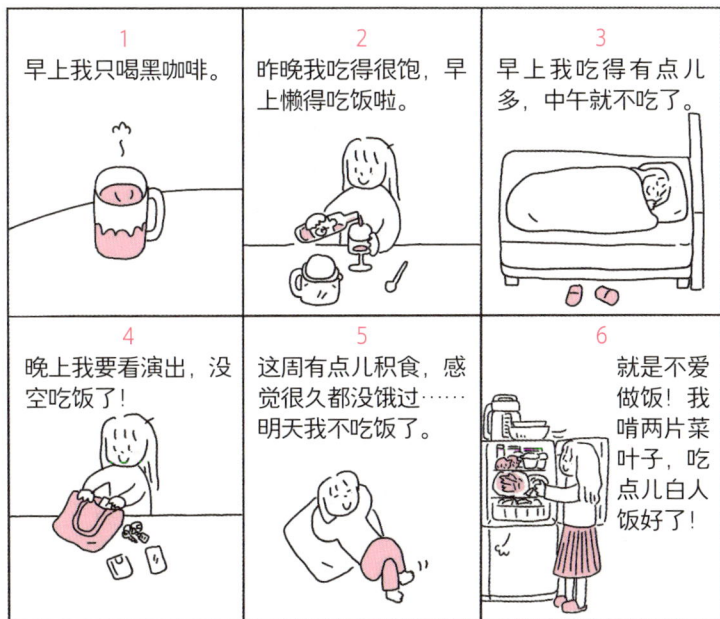

1	2	3
早上我只喝黑咖啡。	昨晚我吃得很饱，早上懒得吃饭啦。	早上我吃得有点儿多，中午就不吃了。

4	5	6
晚上我要看演出，没空吃饭了！	这周有点儿积食，感觉很久都没饿过……明天我不吃饭了。	就是不爱做饭！我啃两片菜叶子，吃点儿白人饭好了！

万万没想到，中医竟然是支持轻断食的！真是令我刮目相看！

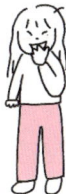

不过，以后就没有每天必吃三顿饭的借口了……

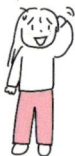

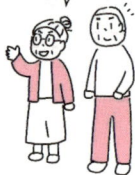

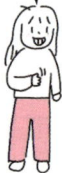

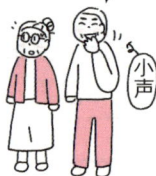

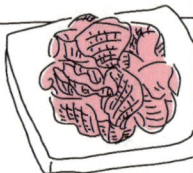

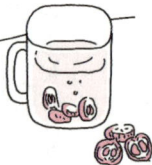

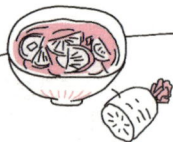

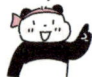

4

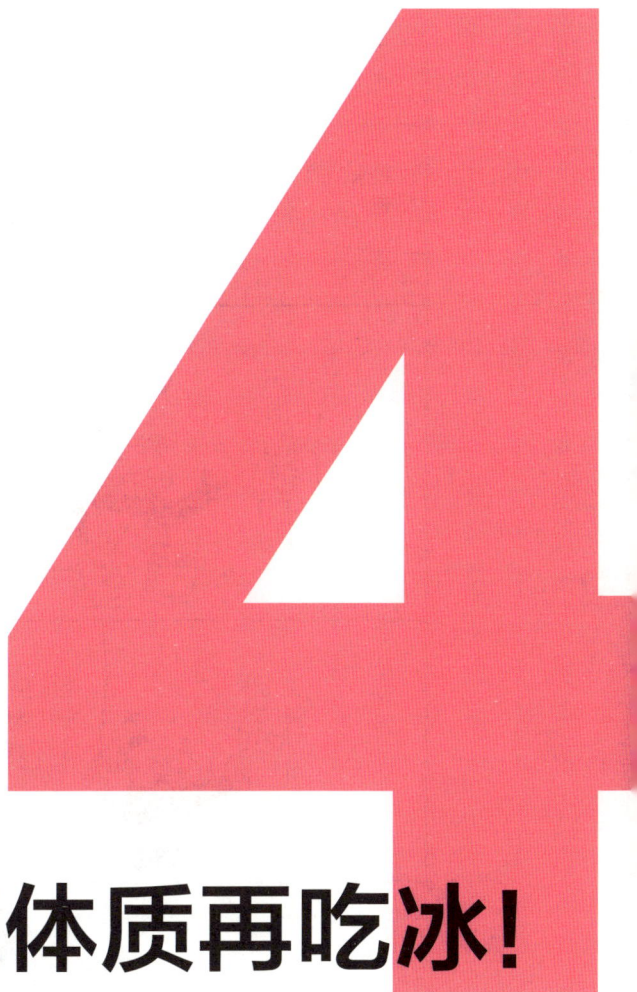

读懂体质再吃冰！

万一我就适合吃冰呢！

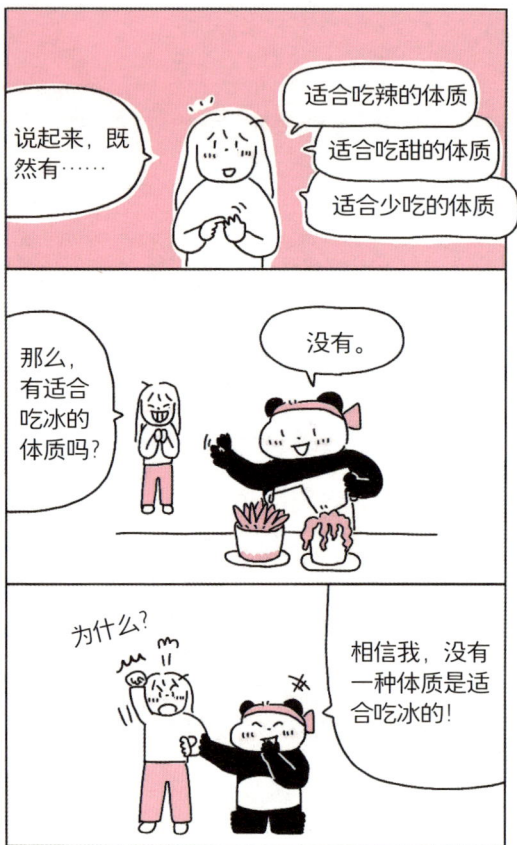

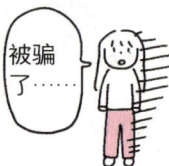

点咖啡就点半杯冰，平衡炸弹送到家

如果说，我们的身体是一个寒热相对平衡的跷跷板，那么，喝进肚子里的冰奶茶、冰咖啡、冰水，它们携带的寒凉之气，就会"咣"地砸到"寒"的那一边，寒热跷跷板就会瞬间失衡。

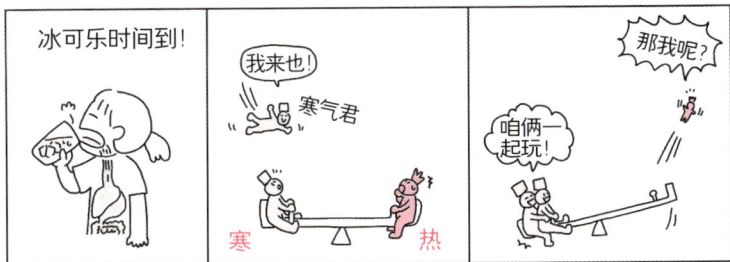

冰可乐时间到！

我来也！
寒气君

那我呢？

咱俩一起玩！

寒　热

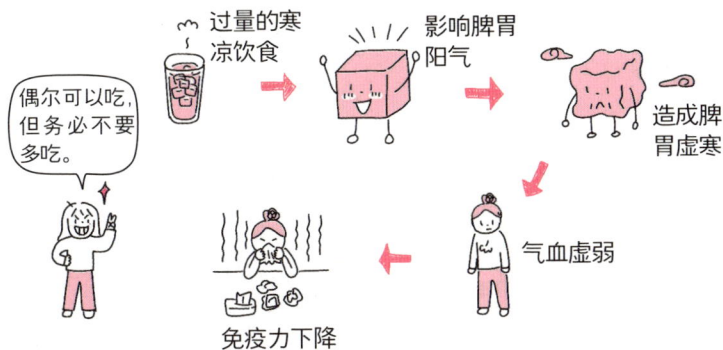

过量的寒凉饮食

影响脾胃阳气

造成脾胃虚寒

偶尔可以吃，但务必不要多吃。

气血虚弱

免疫力下降

尤其是吃冰之后明显感觉身体不舒服的人，比如拉肚子、胃痛、痛经，这些都是身体发出的警报，告诉你你非常不适合吃冰。

为什么大人总说要喝温水？

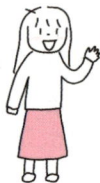

十万个为什么又来了！

如果说我们的身体里有寒热的跷跷板，那么，夏天温度高，身体偏热，这时难道不是应该多吃冰块、冰激凌、冰西瓜，才能平衡寒热吗？

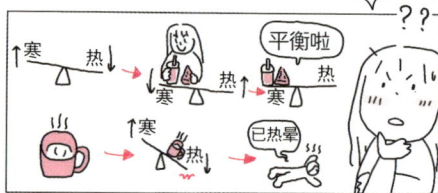

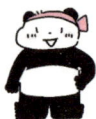

寒 热 → 热 寒 → 平衡啦 热 寒 ？？

↑寒 → 热↓ → 已热晕

但是，为什么大人总说，夏天也要喝温水？

误会太大啦！

当我们喝冰水时

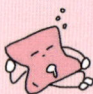

脾胃会随着凉气收紧，不再运化。

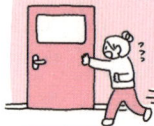

喝进去的水未经吸收，不再经由脾胃进入血液，也就无法出汗。

当我们喝温水时

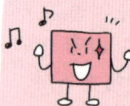

能干得很！

脾胃的功能保持着平稳运作，指挥胃肠吸收水，形成汗液。

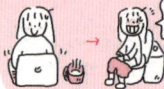

还挺凉快！

汗液对外散发能量，把炎夏的热气散出去，这是一种温和的平衡方式。

206

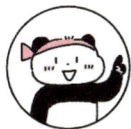

所以，夏天喝温水，反而更解暑！

好像真的是呢！

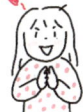

比起洗冷水澡，

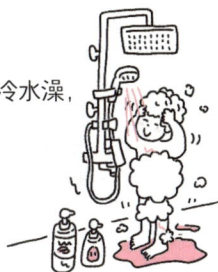

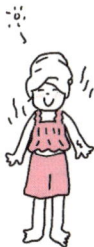

洗完热水澡反而更凉快！

可是，我不开心的时候，真的很想喝冰奶茶、吃麻辣火锅……

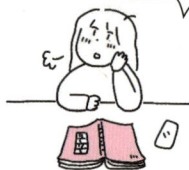

想吃就去吃吧，偶尔吃一次，也没问题！

不是不健康吗？

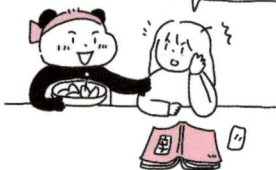

在中医看来，让自己开心，可是天下第一重要的事！

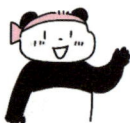

开心是很重要的！

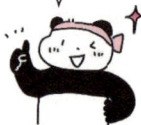

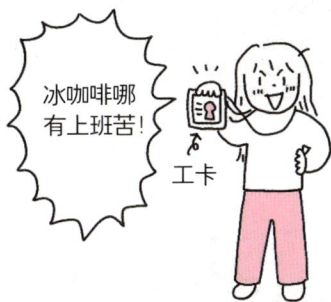

逛菜场，
让天地之气来舌尖发芽

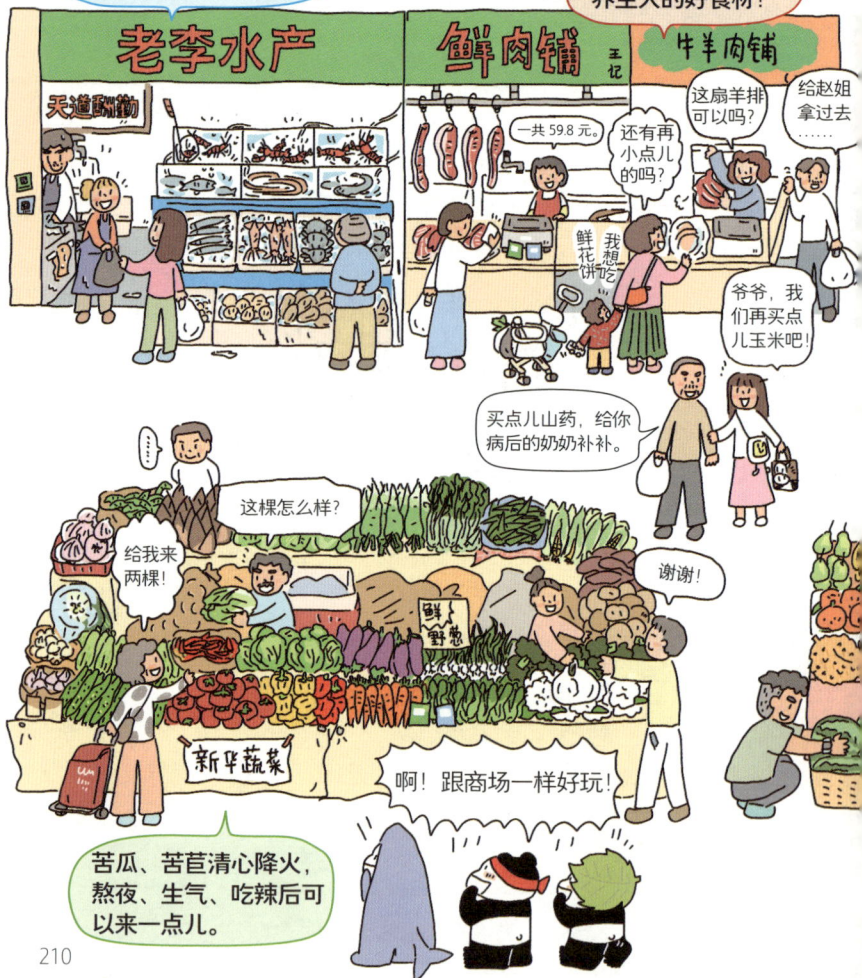

海参、牡蛎补肾益精哟！

羊肉温补阳气，是养生人的好食材！

老李水产

天道酬勤

鲜肉铺 王记

牛羊肉铺

一共 59.8 元。

还有再小点儿的吗？

这扇羊排可以吗？

给赵姐拿过去……

鲜花饼 我想吃

爷爷，我们再买点儿玉米吧！

买点儿山药，给你病后的奶奶补补。

这棵怎么样？

给我来两棵！

谢谢！

鲜野葱

新华蔬菜

啊！跟商场一样好玩！

苦瓜、苦苣清心降火，熬夜、生气、吃辣后可以来一点儿。

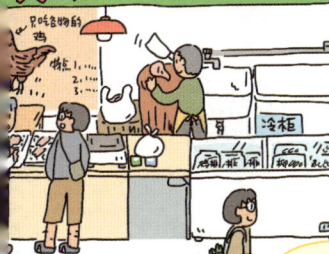
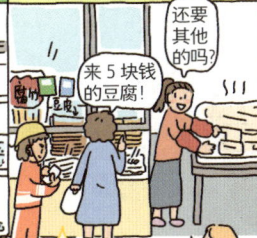
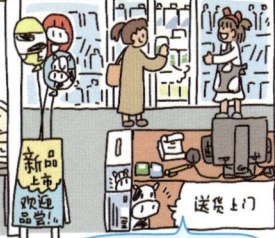
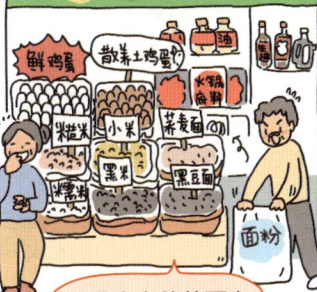
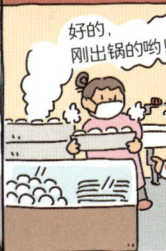

我到底适合吃什么味道?

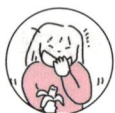

不同的人，适合吃什么味道的食物呢?

酸

苦

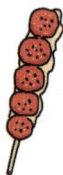

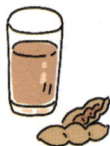

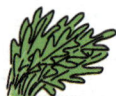

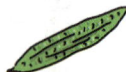

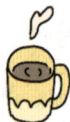

	酸	苦
这些人 **适合吃**	气虚多汗	湿热体质 易上火
这些人 **要少吃**	湿热体质 气郁体质	脾胃虚寒

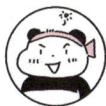

首先，要复习自己是什么体质，请翻到第 39 页！

甘	辛	咸

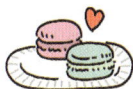

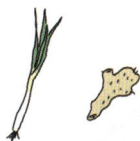

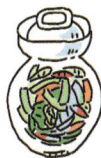

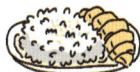

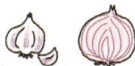

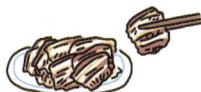

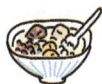

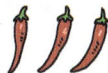

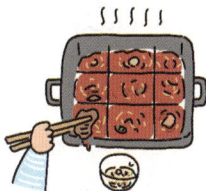

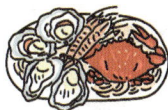

气虚体质
病后康复期

气郁体质

肾虚

痰湿体质

湿热体质
易上火

高血压
水肿

213

中式茶饮测评，今天喝什么？

适应症状 湿气重、有火气。**但是**性偏凉，大量服用容易损伤脾胃；容易引起宫缩，孕妇慎用。

适应症状 慢性腹泻、尿频、白带量多。**但是**消化不良，便秘者慎服。

适应症状 水肿、湿气重、有火气。常与薏米搭配。**但是**大量服用容易胀气。

适应症状 消化不良、胃肠胀气、咳嗽咳痰。**但是**性偏温，大量服用容易上火。

适应症状 出虚汗、容易疲劳。**但是**吃多了容易上火。

适应症状 咽喉不适、咳嗽。**但是**大量服用容易引起胀气，水肿者慎服。

适应症状 食欲不振、容易疲劳。**但是**吃多了容易腹胀，影响肠道功能。

赤小豆　薏米　陈皮

芡实　玉米须

红参　甘草

菊花

茯苓

红枣

适应症状 水肿、消化不良，可改善睡眠。**但是**过量服用，容易加重肝肾负担。

适应症状 水肿、尿频尿急。

适应症状 头晕、视物模糊。**但是**大量服用容易引起胃痛和腹泻。

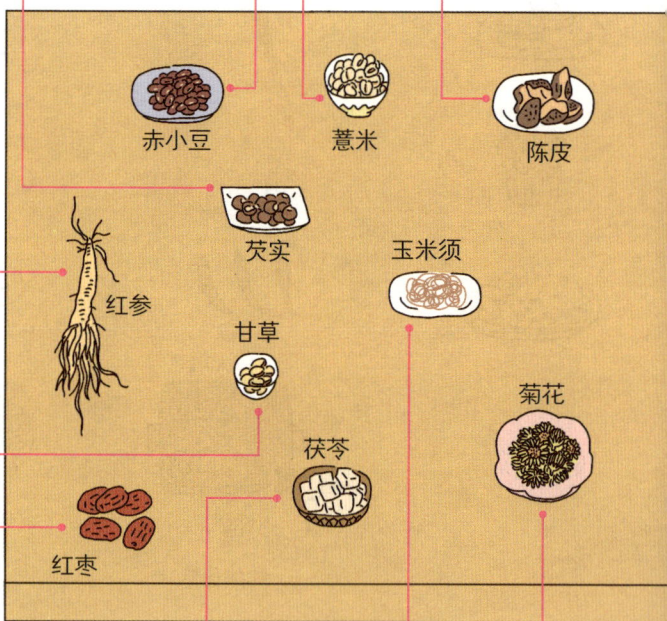

适应症状 上火、水肿、轻度血压升高。但是性偏凉，泡水喝多了容易恶心，可能导致心悸。

适应症状 头晕耳鸣、视物模糊、容易疲劳。但是吃多了容易腹泻、上火。

适应症状 咳嗽、腹胀。但是吃多了容易上火。

适应症状 容易疲劳、免疫力低下。但是吃多了容易腹胀、上火。

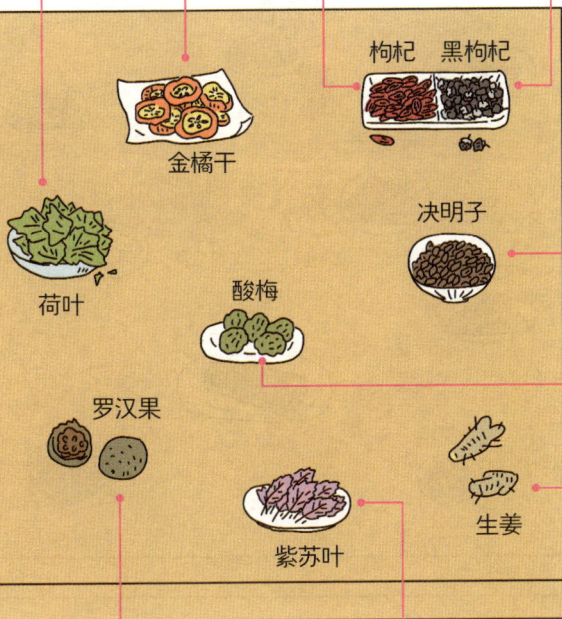

枸杞　黑枸杞

金橘干

适应症状 上火、眼睛疲劳、便秘。但是腹泻、消化不良的人慎用。

决明子

荷叶

酸梅

适应症状 便秘、消化不良。但是大量服用容易刺激胃黏膜。

罗汉果

紫苏叶

生姜

适应症状 咽干、咽痛、感觉咽喉有痰。但是腹泻、消化不良的人慎用。

适应症状 消化不良、胃胀。但是体虚、易出汗者慎用。

适应症状 呕吐、风寒感冒。但是大量服用刺激胃肠。

215

适应症状 食欲不振、腹泻、白带多。

适应症状 慢性腹泻、咳嗽。**但是**大量服用容易恶心、反酸。

适应症状 咽痛、长痘痘、口腔溃疡。**但是**大量服用容易引起消化不良、腹泻。

适应症状 疲劳、多汗、水肿。**但是**吃多了容易上火。

乌梅

金银花

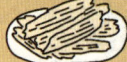

黄芪

适应症状 头晕耳鸣、心悸失眠、便秘。**但是**消化不良、腹泻者慎用。

桑葚干

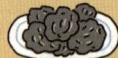

山药

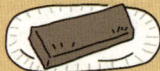

桂圆

适应症状 心悸、失眠。**但是**吃多了容易上火。

阿胶

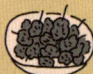

黑豆

黑芝麻

适应症状 头晕耳鸣、皮肤干燥、便秘。**但是**消化不良、腹泻者慎用。

适应症状 月经量少、心慌失眠。**但是**大量服用容易引起消化不良。

适应症状 水肿、口渴、多汗。**但是**消化不良者慎用。

适应症状 消化不良、腹胀。**但是**过量服用，容易增加胃酸、升高血糖。

适应症状 月经不调、胃痛。**但是**过量服用，容易上火。

适应症状 尿频、尿急、心悸。**但是**血糖高者慎用。

适应症状 咳嗽、心悸、失眠。**但是**大量服用容易引起消化不良。

蔓越莓干

玫瑰花

百合

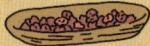

山楂

咖啡

肉桂

适应症状 痛经、手脚怕冷。**但是**过量服用，容易上火。

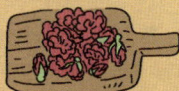

苦杏仁

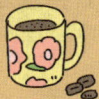

红糖

石斛

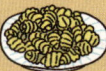

适应症状 咳嗽。**但是**苦杏仁过量食用，有可能引起中毒。

适应症状 疲劳、消化不良、便秘。**但是**过量服用，容易心悸、失眠。

适应症状 痛经、胃痛、经期疲劳。**但是**血糖高者慎用。

适应症状 口干、盗汗、手脚心热。**但是**消化不良者慎用。

*以上食材的适应症状和慎用情况仅供参考。

217

养生高手进阶书单，这样养生更轻松

接下来我要读这些书，成为养生高手！

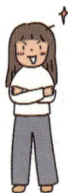

第一步
《黄帝内经》

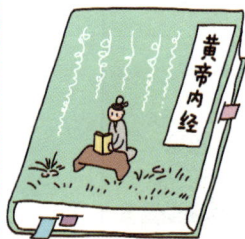

这不仅是一部医书，更是一部关于生命和自然的哲学书。《黄帝内经》中充满了神奇的中式智慧：顺应自然规律，在什么季节吃什么饭；合理搭配饮食，各种好吃的都要来一点儿；利用大自然的力量稳定情绪，好青年就要逛公园……读完这本书，你会打开新世界的大门：啊，原来我也是大自然的一部分！

第二步
《神农本草经》

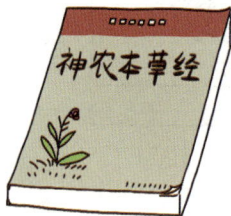

这本书真的很有趣！书里记载了几百种中药，可能会让你超级意外：什么？矿物也可以当药材？读了这本书，你再也不会在泡养生茶的时候抓瞎了！

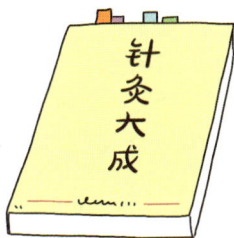

第三步
《针灸大成》

什么？针灸听起来就很疼很吓人。别害怕，这本书看起来是在讲针灸，其实可以让我们了解自己身上的经络。是的，在你的身体上有很多条看不见的路，气血阴阳都在这些路上运输，如果人生病了，大概率是因为路上的穴位出现了瘀堵阻塞，这些路就是经络。所以，学会了经络知识，就可以掌握让自己舒服起来的窍门：老爱头痛？总是感冒？突然落枕？照着书里找到对应的穴位，捏一捏、按一按，就能缓解不少呢！

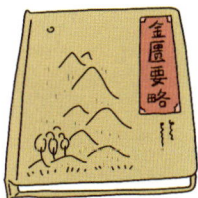

第四步
《金匮要略》和《伤寒论》

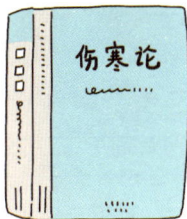

其实它们是一本书，合起来就是张仲景写的《伤寒杂病论》，这可是学养生的必读经典！读了这本书，你就能变成有辨证思维的养生天才了：头痛医头，脚痛医脚？不，头痛很可能是其他地方出了问题。感冒就吃感冒药？不，感冒可是有很多种情况呢。学习了古人看待问题的方式，也许你今后看待事情也会更轻松。